Hayder/Kuno/Müller
**Kontinenz – Inkontinenz –
Kontinenzförderung**

Verlag Hans Huber
Programmbereich Pflege

Beirat Wissenschaft
Angelika Abt-Zegelin, Dortmund
Silvia Käppeli, Zürich
Doris Schaeffer, Bielefeld

Beirat Ausbildung und Praxis
Jürgen Osterbrink, Salzburg
Christine Sowinski, Köln
Franz Wagner, Berlin

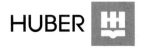

Bücher aus verwandten Sachgebieten

Abraham/Bottrell/Fulmer/Mezey (Hrsg.)
Pflegestandards für die Versorgung alter Menschen
2001. ISBN 978-3-456-83424-5

Bischofberger (Hrsg.)
«Das kann ja heiter werden»
Humor und Lachen in der Pflege
2008[2]. ISBN 978-3-456-84499-2

Borker
Nahrungsverweigerung in der Pflege
2002. ISBN 978-3-456-83624-9

Brobst et al.
Der Pflegeprozess in der Praxis
2007[2]. ISBN 978-3-456-83553-2

Carr/Mann
Schmerz und Schmerzmanagement
2002. ISBN 978-3-456-83680-5

Chellel (Hrsg.)
Reanimation
2002. ISBN 978-3-456-83681-2

Doenges/Moorhouse/Geissler-Murr
Pflegediagnosen und Maßnahmen
3., vollst. überarb. und erw. Auflage
2002. ISBN 978-3-456-82960-9

Ducharme/Gill
Sexualität bei Querschnittlähmung
2006. ISBN 978-3-456-83933-2

Elzer/Sciborski
Kommunikative Kompetenzen in der Pflege
2007. ISBN 978 3 456 84336-0

Gottschalck
Mundhygiene und spezielle Mundpflege
2007. ISBN 978-3-456-84414-5

Hill Rice (Hrsg.)
Stress und Coping
2005. ISBN 978-3-456-84168-7

Houldin
Pflegekonzepte in der onkologischen Pflege
2003. ISBN 978-3-456-83693-5

Käppeli/Mäder/Zeller-Forster (Hrsg.)
Pflegekonzepte 1
1998. ISBN 978-3-456-82963-0

Kasper/Kraut
Atmung und Atemtherapie
2000. ISBN 978-3-456-83426-9

Mackway-Jones/Marsden/Windle (Hrsg.)
Ersteinschätzung in der Notaufnahme
Das Manchester-Triage-System
2006. ISBN 978-3-456-84317-9

Fitzgerald Miller
Coping fördern – Machtlosigkeit überwinden
Hilfen zur Bewältigung chronischen Krankseins
2003. ISBN 978-3-456-83522-8

Morgan/Closs
Schlaf – Schlafstörungen – Schlafförderung
2000. ISBN 978-3-456-83405-4

Phillips
Dekubitus und Dekubitusprophylaxe
2001. ISBN 978-3-456-83324-8

Sachweh
«Noch ein Löffelchen?»
Effektive Kommunikation in der Altenpflege
2006[2]. ISBN 978-3-456-84065-9

Salter
Körperbild und Körperbildstörungen
1998. ISBN 978-3-456-83274-6

Sitzmann
Hygiene daheim
Professionelle Hygiene in der stationären und häuslichen Alten- und Langzeitpflege
2007. ISBN 978-3-456-84315-5

Tideiksaar
Stürze und Sturzprävention
2000. ISBN 978-3-456-83269-2

van der Weide
Inkontinenz
Pflegediagnosen und Pflegeinterventionen
2001. ISBN 978-3-456-83351-4

Weitere Informationen über unsere Neuerscheinungen finden Sie im Internet unter:
www.verlag-hanshuber.com

Daniela Hayder
Elke Kuno
Margit Müller

Kontinenz – Inkontinenz – Kontinenzförderung

Praxishandbuch für Pflegende

Verlag Hans Huber

Daniela Hayder. Krankenschwester, Pflegewissenschaftlerin BScN, MScN, wissenschaftliche Mitarbeiterin der Universität Witten/Herdecke am Institut für Pflegewissenschaft
E-Mail: daniela.hayder@uni-wh.de

Elke Kuno. Krankenschwester, Enterostomatherapeutin, Lehrerin für Pflegeberufe
E-Mail: elkekuno@web.de

Margit Müller. Krankenschwester, Pflege- und Gesundheitswissenschaftlerin, Pflegeexpertin für Kontinenzstörungen
E-Mail: Margit.Mueller1@t-online.de

Lektorat: Jürgen Georg, Bianca Hilker, Peter Offermanns
Bearbeitung: Detlef Kraut
Herstellung: Daniel Berger
Titelillustration: pinx. Winterwerb und Partner, Design-Büro, Wiesbaden
Fotos: Jürgen Georg, Bern
Umschlag: Atelier Mühlberg, Basel
Satz: Claudia Wild, Stuttgart
Druck und buchbinderische Verarbeitung: AZ Druck und Datentechnik GmbH, Kempten
Printed in Germany

Bibliographische Information der Deutschen Bibliothek
Die Deutsche Bibliothek verzeichnet diese Publikation in der Deutschen Nationalbibliografie; detaillierte bibliografische Angaben sind im Internet unter http://dnb.d-nb.de abrufbar.

Dieses Werk, einschließlich aller seiner Teile, ist urheberrechtlich geschützt. Jede Verwertung außerhalb der engen Grenzen des Urheberrechtes ist ohne schriftliche Zustimmung des Verlages unzulässig und strafbar. Das gilt insbesondere für Kopien und Vervielfältigungen zu Lehr- und Unterrichtszwecken, Übersetzungen, Mikroverfilmungen sowie die Einspeicherung und Verarbeitung in elektronischen Systemen.
Die Verfasser haben größte Mühe darauf verwandt, dass die therapeutischen Angaben insbesondere von Medikamenten, ihre Dosierungen und Applikationen dem jeweiligen Wissensstand bei der Fertigstellung des Werkes entsprechen.
Da jedoch die Pflege und Medizin als Wissenschaft ständig im Fluss sind, da menschliche Irrtümer und Druckfehler nie völlig auszuschließen sind, übernimmt der Verlag für derartige Angaben keine Gewähr. Jeder Anwender ist daher dringend aufgefordert, alle Angaben in eigener Verantwortung auf ihre Richtigkeit zu überprüfen.
Die Wiedergabe von Gebrauchsnamen, Handelsnamen oder Warenbezeichnungen in diesem Werk berechtigt auch ohne besondere Kennzeichnung nicht zu der Annahme, dass solche Namen im Sinne der Warenzeichen-Markenschutz-Gesetzgebung als frei zu betrachten wären und daher von jedermann benutzt werden dürfen.

Anregungen und Zuschriften bitte an:
Verlag Hans Huber
Lektorat: Pflege
z. Hd.: Jürgen Georg
Länggass-Strasse 76
CH-3000 Bern 9
Tel: 0041 (0)31 300 4500
Fax: 0041 (0)31 300 4593

1. Auflage 2008. Verlag Hans Huber, Hogrefe AG, Bern
© 2008 by Verlag Hans Huber, Hogrefe AG, Bern
ISBN 978-3-456-84544-9

Inhaltsverzeichnis

Widmung 8

Danksagung 9

Geleitwort 11

Vorwort 12

Autorenverzeichnis 15

**1. Harninkontinenz –
eine facettenreiche Problematik** 19
1.1 Epidemiologie und Risikofaktoren 19
1.2 Nationaler Expertenstandard «Förderung der Harnkontinenz
in der Pflege» 21
    1.2.1 Vorgehen bei der Erarbeitung 22
    1.2.2 Aufbau und Inhalte des Standards 24
    1.2.3 Umsetzung des Expertenstandards 28

2. Das von Inkontinenz geprägte Leben 35
2.1 Das Schamgefühl 35
2.2 Strategien harninkontinenter Personen 37
2.3 Die Auswirkungen der Inkontinenz auf die Pflegebeziehung ... 40

3. Einschätzung der Harninkontinenz 45
3.1 Definitionen von Kontinenz – Inkontinenz 46
3.2 Blasenfunktion – Grundlagen 47
3.3 Formen und Ursachen von Harninkontinenz 50
    3.3.1 Harninkontinenz aufgrund von funktioneller Veränderungen ... 51
    3.3.2 Inkontinenz aufgrund von Speicher- und
Entleerungsstörungen der Harnblase 53

3.4 Die initiale und differenzierte Einschätzung von Harninkontinenz 58
    3.4.1 Die initiale Einschätzung............................. 58
    3.4.2 Die differenzierte Einschätzung........................ 59

4. Maßnahmen zur Kontinenzförderung 81

4.1 Beratung 82
4.2 Prävention 84
4.3 Allgemeine Maßnahmen................................... 85
    4.3.1 Flüssigkeitszufuhr und Ernährung...................... 85
    4.3.2 Bewegung erhalten und fördern........................ 86
    4.3.3 Bekleidungsberatung.................................. 87
    4.3.4 Die Umgebungsfaktoren............................... 87
4.4 Spezielle Maßnahmen...................................... 89
    4.4.1 Blasentraining und Toilettentraining..................... 89
4.5 Beckenbodentraining...................................... 105
    4.5.1 Beckenbodentraining mit unterstützender Technik 107
4.6 Valsalva- und Triggermethoden 111
4.7 Doppel- und Dreifachmiktion 111
4.8 Medikamentöse Behandlung................................. 111

5. Hilfsmittel 119

5.1 Hilfsmittelberatung 119
5.2 Die Auswahl von Hilfsmitteln............................... 120
    5.2.1 Qualitätskriterien von Hilfsmitteln 120
    5.2.2 Personenbezogene Kriterien zur Auswahl................ 121
5.3 Hilfsmittel zur Förderung und Erhaltung der Kontinenz.......... 122
    5.3.1 Funktionell-anatomische Hilfsmittel für Frauen............ 122
    5.3.2 Mobile Toilettenhilfen................................. 124
5.4 Blasenkatheter 128
    5.4.1 Indikationen... 129
    5.4.2 Gesundheitsprobleme durch Blasenkatheter.............. 130
    5.4.3 Der intermittierende (Selbst-)Katheterismus 131
    5.4.4 Blasenverweilkatheter................................ 134
5.5 Hilfsmittel zur Kompensation der Harninkontinenz.............. 142
    5.5.1 Aufsaugende Hilfsmittel 142
    5.5.2 Ableitende Systeme 148
5.6 Sozialrechtliche Grundlagen/Finanzierung von
    Inkontinenzhilfsmitteln.................................... 153

6. Hautpflege bei Inkontinenz ... 159

6.1 Ursachen für Hautschäden bei Inkontinenz ... 159
6.2 Ziele und präventive Maßnahmen ... 160
    6.2.1 Erkennung der Risikofaktoren/Hautanalyse ... 160
    6.2.2 Aspekte der Hautreinigung ... 160
    6.2.3 Aspekte der Hautpflege/Hautschutz ... 161
    6.2.4 Allgemeine Maßnahmen ... 162

7. Evaluation ... 165

Abbildungsverzeichnis ... 168

Sachwortverzeichnis ... 171

Widmung

Dieses Buch widmen wir all jenen Personen, die innerhalb ihrer beruflichen Aufgaben oder in privaten Bezügen Menschen begegnen, die ihre Harnkontinenz zu verlieren drohen oder diese verloren haben, und die deren Lebensqualität verbessern wollen.

Danksagung

Wir danken Allen, die uns ideell oder direkt unterstützt haben dieses Buch zu schreiben. Vor allem danken wir den Menschen, die von Kontinenzproblemen betroffen waren und denen wir in unserer beruflichen Tätigkeit begegnet sind. Durch sie haben wir gelernt, wie bedeutsam die Fähigkeit kontinent zu sein für das eigene Selbstbild ist, und wie stark sie das Zusammenleben in einer Gemeinschaft beeinflusst. Ihre Fragen und erwartete Hilfestellungen haben uns motiviert uns fachlich und menschlich zum Thema Kontinenzförderung weiterzuentwickeln. Wir danken auch allen Kolleginnen und Kollegen, besonders denen der Expertenarbeitsgruppe des Nationalen Expertenstandards: «Förderung der Harnkontinenz in der Pflege». Durch die fachlichen, oft auch kontroversen Diskussionen mit ihnen, waren wir besonders gefordert und herausgefordert. Unser Dank gilt den Mitarbeitern des DNQP, die diese Diskussion unterstützt und moderiert haben. Weiter danken wir den Menschen, die uns bei der Literaturbeschaffung, dem Korrekturlesen und mit weiteren Hilfestellungen in der anstrengenden Zeit des Schreibens beigestanden haben. Hier ist hervorzuheben Dr. Mathias Pfisterer, Bethanien Krankenhaus, Geriatrisches Zentrum, Heidelberg, der uns seine Ausarbeitungen zur medikamentösen Therapie der Harninkontinenz zur Verfügung gestellt hat.

Unser ganz besonderer Dank gilt den «Bildgebern», die es möglich machten, dass wir viele Inhalte anschaulich wiedergeben können. Dies sind:

Deutsches Netzwerk für Qualitätsentwicklung in der Pflege (DNQP), D-49009 Osnabrück

Jürgen Georg, CH-3007 Bern

Judith Krucker, CH-8050 Zürich

Haynl-Elektronik GmbH, D-39218 Schönebeck

Manfred Sauer GmbH, D-74931, Lobbach

medesign I. C. GmbH, D-83623 Dietramszell

Med. SSE-System, GmbH, Alfred v. d. Lehr, D-90765 Fürth

Paul Hartmann AG, D-89522 Heidenheim

Private Universität Witten/Herdecke gGmbH, D-58448 Witten

SCA Hygiene Products GmbH, D-68305 Mannheim

Stefan Kalscheid, D-45326 Essen

Verathon Medical, NL-3401 MN Ijsselstein

Wolfgang Sirsch, D-46519 Alpen

Geleitwort

Die Fähigkeit, die Ausscheidung zu kontrollieren, wird in unserer Gesellschaft im Erwachsenenalter vorausgesetzt. So wird Kontinenz als etwas «normales» angesehen, als eine Fähigkeit, über die Menschen verfügen. Inkontinenz ist etwas, das mit Scham und Schamempfinden zu tun hat. Es fällt Menschen sicher nicht leicht, Hilfe zu suchen, wenn sie unter Inkontinenz leiden. Und es ist sicher nicht einfach, diesen Menschen zu helfen, denn Kontinenzförderung und die Notwendigkeit, sinnvoll auf Inkontinenz zu reagieren sind sehr anspruchsvolle Angelegenheiten. Dieses Buch ist hierbei eine Hilfe. Die Autorinnen sind Expertinnen auf diesem Gebiet. Sie haben in zahlreichen Projekten zur Kontinenzförderung mitgearbeitet, Kontinenzförderung ist ihr beruflicher Alltag und sie beziehen sich in diesem Buch auf Forschungsergebnisse. Dies ist vor dem Hintergrund einer evidenzbasierten Pflege unverzichtbar. Gleichzeitig orientieren sich die Autorinnen am Prozess professionellen Handelns: was ist das Problem, warum ist es ein Problem, wie kann ich es einschätzen, gibt es Einschätzungsinstrumente, welche Interventionen wirken bei welchen Problemen, wie kann die Wirkung festgestellt werden? Diese und ähnliche Fragen werden in diesem Buch behandelt. Für die berufliche Pflege ist dieses Buch ein Glücksfall, denn es reagiert auf komplexe Pflegeprobleme in einer klaren und eindeutigen Sprache. Ich möchte den Autorinnen meinen Respekt aussprechen. Ich bin davon überzeugt, dass dies Buch für die Pflegepraxis, wie auch für die Ausbildung von großer Wichtigkeit ist. Sie, liebe Leser, werden von der hohen Praxiskompetenz profitieren und die Lektüre sicher nicht bereuen.

Wilfried Schnepp
Witten im Winter 2007

Vorwort

Die Idee dieses Buch zu schreiben entstand durch unsere Zusammenarbeit innerhalb der Gruppe der ExpertInnen zur Erarbeitung des 5. Nationalen Expertenstandards: *«Förderung der Harnkontinenz in der Pflege»*. Die Mischung unserer unterschiedlichen Erfahrungshintergründe, auf der einen Seite die Auseinandersetzung mit wissenschaftlichen Untersuchungen zum Thema Kontinenzförderung, auf der anderen Seite langjährige Praxiserfahrung in der Arbeit mit inkontinenten älteren Menschen an der Kontinenzberatungsstelle am Bethanien Krankenhaus, Geriatrisches Zentrum, Heidelberg, ließen zwischen uns eine fruchtbare Auseinandersetzung entstehen.

Mit diesem Buch wenden wir uns an:

- ausgebildete Pflegefachkräfte der unterschiedlichen Pflegeberufe aller Settings, in denen professionelle Pflege stattfindet
- Lehrer an Schulen zur Ausbildung verschiedener Pflegeberufe (AltenpflegerInnen, Gesundheits- und KrankenpflegerInnen)
- Pflegende in Ausbildung und Studierende eines pflegebezogenen Studiengangs, die sich mit dem Thema Kontinenzförderung vertieft beschäftigen wollen
- Fachkräfte anderer Berufsgruppen, die mit den Pflegenden zusammen an der Kontinenzförderung betroffener Personen arbeiten
- Fachkräfte von Aufsichtsbehörden (z. B. Heimaufsicht), die in Einrichtungen des Gesundheitswesens für die Qualitätsentwicklung und -sicherung Verantwortung mittragen.

Dieses Buch vermittelt «Übersichtswissen». Pflegende, die sich auf Kontinenzberatung spezialisiert haben oder sich spezialisieren wollen, müssen die Inhalte anhand weiterführender Literatur vertiefen.

Ausgangspunkt und fortwährende Orientierung unserer Ausarbeitungen war der Nationale Expertenstandard *«Förderung der Harnkontinenz in der Pflege»* (DNQP, 2007). Die Standardaussage und deren Begründung waren zielführend, wir möchten sie deshalb dem Text voranstellen. Sie lauten:

Standardaussage «Bei jedem Patienten/Bewohner wird die Harnkontinenz erhalten oder gefördert. Identifizierte Harninkontinenz wird beseitigt, weitestgehend reduziert bzw. kompensiert.»

Begründung: «Harninkontinenz ist ein weit verbreitetes pflegrelevantes Problem. Für die betroffenen Menschen ist sie häufig mit sozialem Rückzug, sinkender Lebensqualität und steigendem Pflegbedarf verbunden. Durch frühzeitige Identifikation von gefährdeten und betroffenen Patienten und Bewohnern und der gemeinsamen Vereinbarung von spezifischen Maßnahmen kann dieses Problem erheblich positiv beeinflusst werden. Darüber hinaus können durch Inkontinenz hervorgerufene Beeinträchtigungen reduziert werden.»

Das Buch soll besonders für diejenigen Pflegefachkräfte eine Hilfe sein, die an der Umsetzung dieses Expertenstandards arbeiten oder planen daran zu arbeiten.

Die in der Standardaussage und -begründung enthaltenen Aspekte finden sich in der Gliederung des Buches wieder.

In Kapitel 1 wird ausgeführt wie viele Menschen von Harninkontinenz betroffen sind, und wer zu den Risikogruppen gehört. Dort finden Sie auch, wie der Nationale Expertenstandard entwickelt wurde und welche Erfahrungen es gibt, die zu seiner praktischen Umsetzung hilfreich sind.

In Kapitel 2 wird das Erleben der Inkontinenz aus der Betroffenenperspektive dargestellt und reflektiert. Wie sich diese Erkenntnisse auf die Pflegebeziehung auswirken kann, welches Verhalten der Pflegenden wichtig ist, damit inkontinente Personen sich weiter als Erwachsene erleben können, wird hier aufgezeigt.

Kapitel 3 stellt dar, mit welchen Möglichkeiten Zeichen von Inkontinenz erkannt und Kontinenzprobleme differenziert eingeschätzt werden können. Sie finden dort auch einen Überblick zu anatomischen, physiologischen und pathophysiologischen Grundlagen, die zur Kontinenzförderung wichtig sind. Die Bedeutung der interdisziplinären Zusammenarbeit wird aufgezeigt. Ein «Herzstück» dieses Kapitels ist die Ausführung zu den Kontinenzprofilen. Diese sind neu. Sie sind von der Expertenarbeitsgruppe entwickelt worden, in der Hoffnung, dass sie zukünftig eine Hilfestellung für die Arbeit der Pflegenden bei der Kontinenzförderung sind.

In Kapitel 4 werden Maßnahmen zur Kontinenzförderung die den Pflegefachkräften zur Verfügung stehen, um in Zusammenarbeit mit anderen Berufsgruppen an der Kontinenzförderung zu arbeiten, beschrieben und reflektiert.

In Kapitel 5 werden Hilfsmittel beschrieben, die zur Kontinenzförderung und zur Kompensation der Harninkontinenz zur Verfügung stehen. Die Ausführungen sollen den Pflegenden Entscheidungs- und Argumentationshilfen an die Hand geben.

Kapitel 6 gibt einen Überblick zu Maßnahmen mittels derer die Haut, im Zusammenhang mit Harninkontinenz, gesund erhalten werden kann.

Kapitel 7 beschreibt, wie die Pflegenden im Prozess der Kontinenzförderung überprüfen können, ob die angestrebten und erreichten Ziele im Einklang sind.

Folgende Strukturen sollen den Lesern den Umgang mit dem Buch erleichtern:

- Am Anfang jeden Kapitels wird ein Überblick gegeben, welche Inhalte hier dargestellt werden
- Kernaussagen zu komplexen Inhalten werden hervorgehoben (Merke)
- Fallbeispiele stellen den Praxisbezug zu den theoretischen Inhalten her
- Bilder veranschaulichen den Text
- Nach jedem Kapitel ist die Literatur zu finden, auf die wir unsere Ausführungen stützen, die auch zur vertieften Auseinandersetzung anregen sollen.

Analog zum Expertenstandard verwenden wir den Begriff »Pflegefachkraft« für die Mitglieder der verschiedenen Pflegeberufe. Wir übernehmen auch den Begriff Patient/Bewohner für die betreuten Menschen in den unterschiedlichsten Settings, wo Pflege stattfindet. Zur sprachlichen Vereinfachung verwenden wir im Text vorwiegend die männliche Form, wenn speziell Frauen gemeint sind, die weibliche Sprachform.

Wir Autorinnen haben dieses Buch unabhängig von Sponsoren geschrieben. Zur Auswahl der Bilder wurden wir von verschiedenen Firmen unterstützt, diese sind in der Danksagung genannt.

Wir wünschen, dass wir all denjenigen, die mit diesem Buch arbeiten, Hilfen zur Reflexion und Weiterentwicklung ihrer Arbeit an die Hand geben. Davon sollen Menschen, die von Harninkontinenz bedroht sind oder die an Harninkontinenz leiden, profitieren. Wir sind überzeugt, dass Pflegende eine zentrale Stellung in der interdisziplinären Betreuung dieser Menschen einnehmen. Wir wünschen, dass Sie diese Erfahrung mit uns teilen. Wir wünschen uns auch für die Zukunft, dass es der deutschsprachigen Pflegeforschung gelingt, Probleme im Rahmen der Kontinenzförderung weiter zu erhellen, damit wir sicherer im Umgang mit den Menschen werden, die sich uns anvertrauen.

Daniela Hayder,   Elke Kuno,   Margit Müller,
BScN, MScN   Lehrerin für Pflegeberufe   Dipl. Pflegewirtin (FH)

Witten, Heidelberg, 30. Juli, 2007

Autorinnenverzeichnis

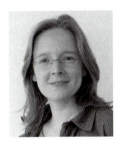

Daniela Hayder, geb. 1975, lebt in Witten. Sie ist Krankenschwester und Pflegewissenschaftlerin (BScN, MScN). 2004 bis 2005 war sie wissenschaftliche Mitarbeiterin und Mitglied der Expertenarbeitsgruppe des Nationalen Expertenstandards «Förderung der Harnkontinenz in der Pflege». Seit dem pflegewissenschaftlichen Studium befasst sie sich schwerpunktmäßig mit der Problematik Harninkontinenz (Bachelorarbeit: «Schamerleben inkontinenter Personen», Masterarbeit: «Harninkontinenz im Alltag – die Perspektive pflegender Angehöriger», Doktorarbeit: «Bewältigung von Harninkontinenz im Alltag der Betroffenen»). Sie ist wissenschaftliche Mitarbeiterin und Lehrbeauftragte der Universität Witten/Herdecke am Institut für Pflegewissenschaft. Sie verfasste die Kapitel: Harninkontinenz – eine facettenreiche Problematik, Das von Inkontinenz geprägte Leben, Evaluation und die Themenschwerpunkte Beratung, Prävention, Allgemeine Maßnahmen und Beckenbodentraining.

Kontakt E-Mail: daniela.hayder@uni-wh.de

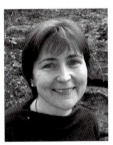

Margit Müller, geb. 1960, lebt in Nähe von Heidelberg. Sie ist Diplom-Pflegewirtin (FH), Krankenschwester, Pflegeexpertin zu Kontinenzstörungen, Mitglied der Expertenarbeitsgruppe des Nationalen Expertenstandards «Förderung der Harnkontinenz in der Pflege». Seit über 10 Jahren verantwortlich für den Pflegefachbereich Kontinenzberatung am Bethanien-Krankenhaus in Heidelberg, dessen Aufbau sie maßgeblich gestaltet hat.
Mitarbeit an zwei Modellprojekten der Robert Bosch Stiftung («Aufbau einer Kontinenzberatungsstelle am Bethanien-Krankenhaus Heidelberg» und «Kontinenzberatung im Pflege- und Seniorenheim») sowie zahlreiche Veröffentlichungen zur Thematik.
Sie verfasste das Kapitel zur Einschätzung der Harninkontinenz und sowie die Themenschwerpunkte Blasen- und Toilettentraining.

Kontakt E-Mail: margit.mueller1@t-online.de

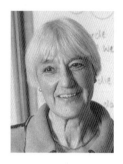

Elke Kuno, geb. 1942, lebt in Heidelberg. Sie ist Krankenschwester, Enterostomatherapeutin, Lehrerin für Pflegeberufe, Mitglied der Expertenarbeitsgruppe des Nationalen Expertenstandards «Förderung der Harnkontinenz in der Pflege». Seit ca. 20 Jahren gilt ihr Interesse dem Umgang mit inkontinenten Menschen in Theorie (Unterrichtstätigkeit) und Praxis (Mitarbeit an der Kontinenzberatungsstelle am Bethanien-Krankenhaus Heidelberg) Mitarbeit an zwei Modellprojekten der Robert Bosch Stiftung («Aufbau einer Kontinenzberatungsstelle am Bethanien-Krankenhaus Heidelberg» und «Kontinenzberatung im Pflege- und Seniorenheim») sowie zahlreiche Veröffentlichungen zur Thematik.

Sie verfasste die Kapitel über den Einsatz von Hilfsmitteln und der Hautpflege bei Inkontinenz

Kontakt E-Mail: elkekuno@web.de

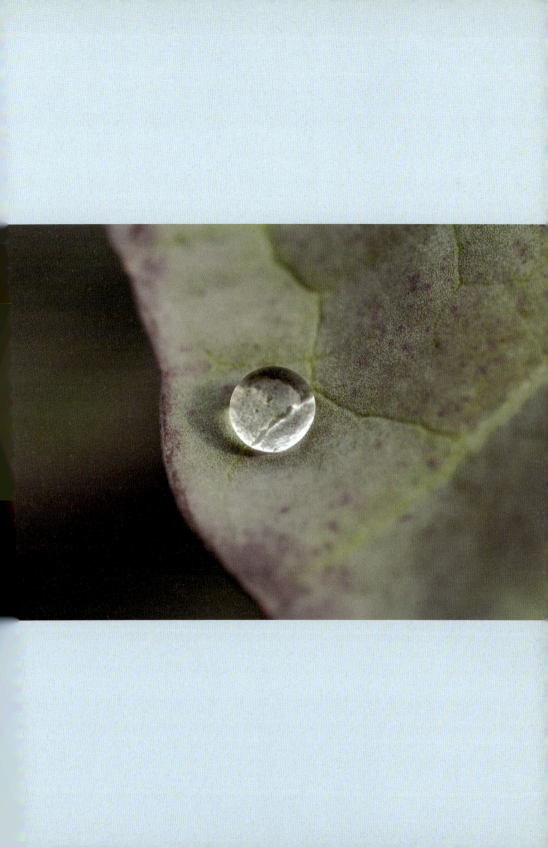

1 Harninkontinenz – eine facettenreiche Problematik

Weltweit sind viele Millionen Menschen von Harninkontinenz betroffen. Nur selten liegen konkrete Zahlen vor; denn die Thematik ist auf Seiten der Betroffenen und professionellen Helfern mit soviel Scham verbunden, dass sie sich nur schwer erforschen lässt.

So verwundert es nicht, dass konkrete Zahlen über die Betroffenen in Deutschland bisher fehlen. Schätzungen variieren sehr stark und gehen von ca. fünf bis zehn Millionen Betroffenen aus. Dies liegt vor allem daran, dass es eine Dunkelziffer von Betroffenen gibt, die sich nur schwer einschätzen lässt.

Im folgenden Kapitel wird dargestellt, wer von Harninkontinenz betroffen ist und welche Risikofaktoren und Anzeichen es für eine Harninkontinenz gibt.

Am Ende des Kapitels wird auf die Erarbeitung des vom Deutschen Netzwerk für Qualitätsentwicklung in der Pflege veröffentlichten nationalen Expertenstandards «Förderung der Harnkontinenz in der Pflege» (DNQP, 2007) eingegangen. Es wird gezeigt wie der Standard erarbeitet wurde, wie er gelesen und in der Pflegepraxis angepasst werden kann.

1.1 Epidemiologie und Risikofaktoren

Statistisch gesehen sind von Harninkontinenz vor allem Frauen und ältere Personen beiderlei Geschlechts betroffen. Dabei schwankt die Zahl der Betroffenen in den einzelnen Studien teilweise erheblich. Dies liegt zum einen an der Tabuisierung der Thematik, denn nicht alle der in einer Untersuchung befragten Personen bejahen die Frage nach einer Inkontinenz. Zum anderen liegt dies an den unterschiedlichen Definitionen des Begriffes Harninkontinenz, die in den Studien zu Grunde gelegt werden. So kann die Harninkontinenz beispielsweise als «jeglicher unwillkürlicher Harnverlust», aber auch als «Harnverlust von mehr als 2 Gramm» definiert sein.

Geschlechtsspezifische Risikofaktoren
Dennoch wird in vielen Studien deutlich, dass vor allem Frauen von Harninkontinenz betroffen sind. In einer großen Untersuchung, in der viele kleinere Studien aus den Jahren 1980 bis 2000 ausgewertet wurden, konnte gezeigt werden, dass schon 20 % der jungen Frauen und bis zu 50 % der älteren Frauen von Harninkontinenz betroffen sind (Hunskaar et al., 2003).

Die Gründe dafür sind vor allem in den anatomischen und funktionellen Bedingungen der Frau zu finden (siehe Kapitel Einschätzung Harninkontinenz).

Die Harninkontinenz bei Männern ist zwar wesentlich schlechter untersucht als die der Frauen, Studien zeigen jedoch deutlich, dass das Risiko mit den Jahren steigt. Bis zum 50. Lebensjahr sind ca. 2 % der Männer betroffen. Die Betroffenenzahl steigt dagegen rasant, wenn es zu einer Vergrößerung der Prostata, deren karzinogene Veränderung und operativen Entfernung kommt, dann leiden auch Männer vermehrt unter Harninkontinenz. 5 bis 60 % der Männer nach einer Prostatektomie sind harninkontinent. Hier spielt nicht zuletzt die Operationsmethode eine wichtige Rolle (Hunskaar et al., 2003).

Geschlechtsunabhängige Risikofaktoren
Mit zunehmendem Alter, das konnte in vielen Studien gezeigt werden, nimmt das Risiko einer Harninkontinenz ganz unabhängig vom Geschlecht zu. Doch Vorsicht: Ein hohes Lebensalter heißt nicht automatisch von Inkontinenz betroffen zu sein. Untersuchungen in Einrichtungen der Altenhilfe haben gezeigt, dass 43 bis 77 % der Bewohner an einer Harninkontinenz leiden (Aggazzotti et al., 2000; Georgiou et al., 2001; Hunskaar et al., 2003; Landi et al., 2003; Sgadari et al., 1997; Specht-Leible et al., 2003).

Mit abnehmender körperlicher und geistiger Leistungsfähigkeit steigt die pflegerische Abhängigkeit und somit auch das Risiko für eine Inkontinenz (ebenda). Wer nicht mehr in der Lage ist den Harndrang zu spüren, ihm Einhalt zu gewähren und als Reaktion auf den Drang die Toilette aufzusuchen, weil er nicht mehr weiß, was eine Toilette ist oder den Weg dorthin aufgrund mangelnder Beweglichkeit oder Kraft nicht mehr bewältigt, der erlebt große Einschränkungen im Hinblick auf seine Kontinenz. Auch veränderte Umweltbedingungen können eine Harninkontinenz begünstigen (siehe hierzu auch das Kapitel funktionelle Inkontinenz).

Eine Reihe von Erkrankungen können eine Harninkontinenz auslösen. So konnten in verschiedenen Forschungsuntersuchungen Zusammenhänge zwischen Schlaganfall, Multipler Sklerose, Morbus Parkinson oder auch Diabetes mellitus und dem Auftreten der Harninkontinenz gezeigt werden (Aggazzotti et al., 2000; Hunskaar et al., 2003; Landi et al., 2003; Ouslander et al., 1987).

Bei Patienten, die an Demenz leiden, nimmt die psychische und physische Leistungsfähigkeit im Zuge des Krankheitsverlaufs ab. Patienten mit demenziellen Erkrankungen leiden häufiger an Harninkontinenz (Aggazzotti et al., 2000;

Brandeis et al., 1997; Hunskaar et al., 2003; Landi et al., 2003; Ouslander et al., 1987; Welz-Barth et al., 1998).

Auch die Einnahme bestimmter Medikamente sind in diesem Zusammenhang nicht zu unterschätzen. Psychopharmaka, Diuretika, Opiate, Anticholinergika, Antidepressiva, Antihistaminika, Neuropletika oder auch Kalziumantagonisten können ursächlich sein für eine Harninkontinenz und sollten in der Anamnese (siehe Kap. 3.3) unbedingt erfasst werden.

Das Risiko für eine Harninkontinenz steigt auch durch Faktoren wie Harnwegsinfekte oder Obstipation und bei ungünstiger Beanspruchung des Beckenbodens durch Adipositas, schweres Heben oder Sportarten, bei denen viel gesprungen wird. Auch Lungenschädigungen und Rauchen können sich negativ auf die Kontinenz auswirken. Beide Faktoren können chronischen Husten und somit eine Harninkontinenz auslösen (Aggazzotti et al., 2000; Landi et al., 2003; Spence-Jones et al., 1994; Stenzelius et al., 2004).

Merke: Harninkontinenz stellt oft ein multifaktorielles Geschehen dar. Unterschiedliche Faktoren können einzeln oder in Kombination auftreten und die Entstehung einer Harninkontinenz begünstigen.

1.2
Nationaler Expertenstandard «Förderung der Harnkontinenz in der Pflege»

Die Erfahrungen der Praxis haben gezeigt, dass die Art und Weise wie Pflegefachkräfte, Ärzte und andere Personen aus dem Gesundheitswesen mit einer Inkontinenz umgehen, sei es verbal oder in Form von Handlungen, das Selbstbild der Betroffenen maßgeblich beeinflussen können.

Die Ziele des nationalen Expertenstandards «Förderung der Harnkontinenz in der Pflege» (DNQP, 2007) liegen vor allem darin, das Verständnis für die Perspektive der Betroffenen zu schärfen, die Auseinandersetzung mit der Thematik zu unterstützen und die Entwicklung sinnvoller Beratungs- und Unterstützungsangebote zu fördern. Weiterhin ist es durch den Standard möglich, Entscheidungsgrundlagen innerhalb der Kontinenzförderung zu vereinheitlichen.

Der Expertenstandard ermöglicht den examinierten Pflegefachkräften auf gesichertes Wissen zur Kontinenzförderung bei erwachsenen Personen zurückzugreifen – ohne dass jede Pflegefachkraft selbst Literaturquellen suchen, sichten, die Güte der Quellen prüfen und auswerten muss.

Pflegekompetenz im Bereich der Kontinenzförderung heißt, die Mehrdimensionalität der Harninkontinenz zu kennen bzw. dieses Wissen aufzubauen und situationsgerecht und somit individuell im Prozess der Kontinenzförderung entscheiden zu können. Konkret zeigt sich die Pflegekompetenz im Bereich der Kontinenzförderung darin:

- Risikofaktoren, die zu einer Inkontinenz führen, zu kennen und zu identifizieren
- Symptome der Harninkontinenz und deren Auswirkungen im Alltag der Betroffenen zu erkennen
- Formen der Harninkontinenz zu wissen
- Strategien der Betroffenen im Umgang mit der Harninkontinenz zu kennen
- Instrumente und Methoden zur differenzierten Einschätzung der Harninkontinenz anwenden zu können
- Kompetenzen für individuelle Beratung einzusetzen
- Maßnahmen zur Kontinenzerhaltung oder -förderung zu wissen und anzuwenden
- Hilfsmittel zur Kompensation der Inkontinenz zu kennen und individuell einsetzen zu können
- Maßnahmen zu evaluieren

Zum Aufgabenfeld der Pflegefachkräfte gehört es somit, über Prävention und Problematiken der Harninkontinenz aufzuklären und über Maßnahmen der Kontinenzförderung und der Kompensation der Inkontinenz zu beraten, aber auch die Selbsthilfepotenziale (z. B. das Achten auf zugeführter Flüssigkeitsart- und -menge oder im Umgang mit Hilfsmitteln zur Kompensation der Inkontinenz) betroffener Menschen zu unterstützen.

Sowohl bei den Betroffenen, als auch bei Pflegefachkräften, Ärzten und anderen Vertretern im Gesundheitswesen, kann mangelndes Wissen über die Multidimensionalität des Problems dazu führen, dass die Harninkontinenz nicht als medizinisches Problem wahrgenommen wird, reversible Zustände der Harninkontinenz nicht erkannt und Maßnahmen zur Kontinenzförderung nicht angeboten werden.

1.2.1
Vorgehen bei der Erarbeitung

Bei der Erarbeitung des Expertenstandards wurden internationale und nationale Forschungsergebnisse zum Thema Inkontinenz und Kontinenzförderung ausgewertet. Fokussiert wurden dabei die Bereiche:

- Prävention
- Risikofaktoren
- Assessment
- Möglichkeiten pflegerischer Interventionen

Eine unabhängige Expertengruppe, die sich aus pflegepraktischen und pflegewissenschaftlichen Experten zusammensetzte und sich regelmäßig traf, diskutierte die Ergebnisse der Literaturstudien. Besonders erörtert wurden dabei die Bedeutung der Erkenntnisse und die Möglichkeiten, diese praktisch umzusetzen.

> **Beispiel für eine Diskussion innerhalb der Expertengruppe**
> In einigen Studien wurde das Toilettentraining genau untersucht. Dabei wurden inkontinente pflegebedürftige Personen teilweise stündlich zur Toilette gebracht.
> Deren inkontinenten Episoden nahmen daraufhin ab. In der Expertengruppe wurde nun diskutiert, in wiefern diese Studienergebnisse praxisrelevant und umsetzbar sind.

Die Ergebnisse der einjährigen Zusammenarbeit (s. **Abb. 1-1**) der Expertengruppe wurden schließlich auf einer Konsensuskonferenz der breiten Fachöffentlichkeit präsentiert. Dazu erhielten alle Teilnehmer der Konferenz (Pflegende aus stationären und ambulanten Bereichen, Mediziner, Mitglieder des MDK, Mitglieder von Selbsthilfegruppen, etc.) den Entwurf des Expertenstandards vorab zur Kenntnisnahme. So war es den Teilnehmern der Konsensuskonferenz möglich sich im Vorfeld der Tagung mit den Inhalten auseinanderzusetzen, um diese gemeinsam diskutieren zu können. Die Ergebnisse dieser Konsensuskonferenz flossen in die abschließende Bearbeitung des Expertenstandards ein. Um anschließend die Praxistauglichkeit des Standards zu überprüfen, wurde dieser modellhaft in 25 Einrichtungen des Gesundheitswesens über einen Zeitraum von 6 Monaten eingeführt und die Umsetzung wissenschaftlich untersucht (Audit). Die Ergebnisse des

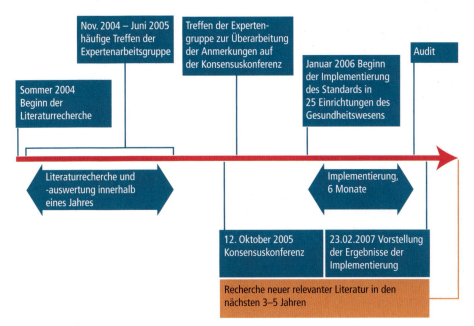

Abbildung 1-1 Zeittafel: Erstellung nationaler Expertenstandard «Förderung der Harnkontinenz in der Pflege»

Audits wurden erneut, innerhalb eines Workshops, öffentlich präsentiert und diskutiert.

1.2.2
Aufbau und Inhalte des Standards

Nimmt man den nationalen Expertenstandard «Förderung der Harnkontinenz in der Pflege» (DNQP, 2007) zur Hand, erkennt man schnell, dass er sich aus unterschiedlichen Teilen zusammensetzt. Folgende Punkte sind von zentraler Bedeutung:

- Präambel – hier wird verdeutlicht, für welche Zielgruppe dieser Standard erarbeitet wurde und es wird auf die Bedeutung zentraler Themen (z. B. Schamproblematik, interdisziplinäre Vorgehensweise im Prozess der Kontinenzförderung) eingegangen
- Standardaussage und deren Begründung – hier wird beschrieben, welches pflegerisches Ziel mit der Kontinenzförderung erreicht werden soll («Bei jedem Patienten/Bewohner wird die Harnkontinenz erhalten oder gefördert. Identifizierte Harninkontinenz wird beseitigt, weitestgehend reduziert bzw. kompensiert»)
- Standardtabelle mit Kommentierung der einzelnen Standardebenen – hier werden strukturelle Voraussetzungen, Prozesse und Ergebniskriterien innerhalb der Kontinenzförderung anhand von Beispielen beschrieben
- Literaturanalyse – sie dient dazu, den Stand der wissenschaftlichen Untersuchungen und deren Ergebnisse zu verdeutlichen
- Implementierung und Audit geben Zeugnis ab über die modellhafte Implementierung des Expertenstandards in 25 Einrichtungen des Gesundheitswesens und deren wissenschaftliche Auswertung anhand eines standardisierten Instrumentes (Audit).

Wie **Tabelle 1-1** zeigt, teilt sich die Standardtabelle in drei Spalten:

- Strukturkriterien – beschreiben Voraussetzungen und Rahmenbedingungen
- Prozesskriterien – beschreiben Art und Umsetzung der pflegerischen Handlung
- Ergebniskriterien – zeigen, was mit der pflegerischen Handlung erreicht werden soll.

Zu lesen ist die Standardtabelle jeweils innerhalb einer Ebene von links nach rechts: Strukturkriterium => Prozesskriterium => Ergebniskriterium

Insgesamt wird die Tabelle von oben nach unten, über die einzelnen Ebenen hinweg gelesen. Auf diese Weise finden sich die Aktivitäten des Pflegeprozesses wieder:

- Ebene 1 und 2 thematisiert die Einschätzung der Harnkontinenz (das initiale und differenzierte Assessment)
- In Ebenen 3–5 geht es um die Maßnahmenplanung und -umsetzung
- Ebene 6 betrachtet die Evaluation der Kontinenzförderung

Auszug aus dem

Expertenstandard Förderung der Harnkontinenz in der Pflege
Entwicklung – Konsentierung – Implementierung
(DNQP 2007)

Mitglieder der Expertenarbeitsgruppe
Thomas Bölker, Katja Boguth, Antje Braumann, Barbara Friesel, Daniela Hayder, Dorothea Kramß, Elke Kuno, Elke Müller, Margit Müller, Susi Saxer, Wilfried Schnepp, Gisele Schön

Präambel zum Expertenstandard
Harninkontinenz ist ein weit verbreitetes Problem, das in allen Altersstufen mit steigendem Risiko im Alter auftreten kann und statistisch gesehen überwiegend Frauen und ältere Menschen beiderlei Geschlechts betrifft. Demzufolge befassen sich auch die meisten Studien mit diesen beiden Personengruppen, wobei ältere Männer wissenschaftlich schlechter untersucht sind als ältere Frauen. Konkrete Zahlen zur Prävalenz von Inkontinenz zu nennen ist schwer, da es sich um ein ausgesprochen schambehaftetes, mit Vorurteilen besetztes Thema handelt. Viele von Inkontinenz betroffene Menschen suchen keine professionelle Hilfe, um ihr Leiden zu verheimlichen oder weil sie glauben, es gehört zum normalen Alterungsprozess dazu.

Der Expertenstandard Kontinenzförderung befasst sich mit der Harnkontinenz bei erwachsenen Patienten und Bewohnern[1], die inkontinent sind oder zu einer Risikogruppe für die Entwicklung einer Inkontinenz gehören. In Anlehnung an die «International Continence Society» ist Harnkontinenz jeglicher, unwillkürlicher Harnverlust. Unter Kontinenz versteht die Expertenarbeitsgruppe die Fähigkeit, willkürlich und zur passenden Zeit an einem geeigneten Ort, die Blase zu entleeren. Kontinenz beinhaltet weiterhin die Fähigkeit, Bedürfnisse zu kommunizieren, um Hilfestellungen zu erhalten, wenn Einschränkungen beim selbständigen Toilettengang bestehen. Der ebenfalls sehr wichtige Bereich der Stuhlinkontinenz wurde im Standard nicht berücksichtigt, da die einzuleitenden Maßnahmen sehr unterschiedlich sind. Auch die sehr spezielle Pflege von Betroffenen mit einem Urostoma konnte hier nicht mit einbezogen werden, ohne Gefahr zu laufen, wichtige Aspekte vernachlässigen zu müssen.

Der Expertenstandard Kontinenzförderung richtet sich an Pflegefachkräfte[2] in Einrichtungen der ambulanten Pflege, der Altenhilfe und der stationären Gesundheitsversorgung. Gerade beim Thema der Inkontinenz gibt es aber auch zunehmend Beratungsangebote außerhalb dieser Settings, z. B. in Kontinenz-Beratungsstellen oder Sanitätshäusern, die ebenfalls von Pflegefachkräften durchgeführt werden. Auch in diesen Settings kann der Expertenstandard von Pflegefachkräften berücksichtigt werden, eine erfolgreiche Umsetzung hängt aber von der Kontinuität der pflegerischen Betreuung in diesen Bereichen ab.

---

1 In diesem Expertenstandard können nicht alle in diesem Kontext zutreffenden Begriffe für die betreuten Menschen berücksichtigt werden, wie z. B. Klient, Gast, Betroffener, Mieter usw. Deshalb wurden die aus Expertenstandards bereits bekannten Bezeichnungen Patient/Bewohner beibehalten. Zur sprachlichen Vereinfachung und damit zur besseren Lesbarkeit wird im Text lediglich die männliche Geschlechtsform verwendet. Die weibliche Form wird verwendet, wenn explizit Frauen gemeint sind.
2 Im Standard werden unter dem Begriff «Pflegefachkraft» die Mitglieder der verschiedenen Pflegeberufe (AltenpflegerInnen, Gesundheits- und KrankenpflegerInnen, Gesundheits- und KinderkrankenpflegerInnen) angesprochen. Angesprochen werden darüber hinaus auch diejenigen Fachkräfte im Pflegedienst, die über eine Hochschulqualifikation in einem pflegebezogenen Studiengang verfügen.

Dem Expertenstandard liegt eine ausführliche Recherche der internationalen und nationalen Literatur von 1990 bis 2004 zu Grunde. Die Literatur zeigte kein einheitliches Bild und nicht jede empirische Untersuchung war methodisch akzeptabel. Deutlich wurde, dass Untersuchungen zur Kontinenzförderung aufgrund der multifaktoriellen Ursachen der Inkontinenz kaum ein vergleichbares Bild zeigen. Dies trifft auf die Stichprobenbildung, das Interventionsdesign und die Ergebniskriterien zu. Bestimmte Themengebiete sind zu wenig erforscht, jedoch aus Sicht der professionellen Pflege von Bedeutung. Hier kam den Mitgliedern der Expertenarbeitsgruppe aufgrund ihrer Kompetenzen eine bedeutende Rolle zu, indem sie in diesen Fällen ein Expertenurteil fällten.

Der Expertenstandard fokussiert auf Erkennung und Analyse des Problems, Erhebungsmethoden, die Einschätzung unterschiedlicher Kontinenzprofile und verschiedene Interventionsmöglichkeiten. Dabei haben das Erleben und die subjektive Sicht der Betroffenen eine große Bedeutung. Harninkontinenz ist immer noch gesellschaftlich tabuisiert. Harninkontinenz und Kontinenzförderung betreffen intime Bereiche. Professionelles Handeln zu dieser Problematik erfordert Einfühlungsvermögen und Orientierung am individuellen Fall und es gilt unter allen Umständen, das Schamempfinden der Betroffenen zu schützen. Hierzu gehört zum einen ein angemessener Sprachgebrauch, der berücksichtigt, dass es sich um Erwachsene handelt und Begriffe aus der Säuglingspflege wie «trockenlegen», «pampern» oder «Windel» vermeidet. Zum anderen bedarf es vor der Einbeziehung der Angehörigen unbedingt der Rücksprache mit dem Patienten und Bewohner, da dieser möglicherweise nicht wünscht, dass seine Angehörigen informiert werden. Auch wenn die Nicht-Einbeziehung der Angehörigen zu großen Problemen bei einer kontinuierlichen Umsetzung führen kann, muss dieser Wunsch berücksichtigt werden. Harninkontinenz kann für (pflegende) Angehörige aus unterschiedlichen Gründen (z. B. durch das Empfinden von Scham und Ekel) belastend sein und zu einer Veränderung der Beziehung zwischen Angehörigen und Betroffenen führen.

Die Einführung und Umsetzung des Expertenstandards erfordert ein interdisziplinäres Vorgehen. Besonders bei der Einschätzung der Harninkontinenz müssen professionell Pflegende und Ärztinnen und Ärzte eng zusammen arbeiten. Bei bestimmten Problemlagen gilt dies auch für die Auswahl erforderlicher Interventionen. Der vorliegende Expertenstandard orientiert sich an der Logik professionellen Handelns, er kann jedoch nicht vorschreiben, wie dieses Handeln in jedem Fall und unter spezifischen institutionellen Bedingungen umgesetzt wird. Hier kommt dem jeweilgen Management die Aufgabe zu, für eindeutige und effektive Verfahrensregelungen Sorge zu tragen. Zusätzlich ist es erforderlich, dass einerseits professionell Pflegende die Pflicht haben, sich Wissen zu dem multidimensionalen Themenbereich Harninkontinenz und Kontinenzförderung anzueignen und dass andererseits das Management hierfür geeignete Bedingungen schafft.

Expertenstandard Förderung der Harnkontinenz in der Pflege
Stand: Januar 2006

Standardaussage: Bei jedem Patienten und Bewohner wird die Harnkontinenz erhalten oder gefördert. Identifizierte Harninkontinenz wird beseitigt, weitestgehend reduziert bzw. kompensiert.

Begründung: Harninkontinenz ist ein weit verbreitetes pflegerelevantes Problem. Für die betroffenen Menschen ist sie häufig mit sozialem Rückzug, sinkender Lebensqualität und steigendem Pflegebedarf verbunden. Durch frühzeitige Identifikation von gefährdeten und betroffenen Patienten und Bewohnern und der gemeinsamen Vereinbarung von spezifischen Maßnahmen kann dieses Problem erheblich positiv beeinflusst werden. Darüber hinaus können durch Inkontinenz hervorgerufene Beeinträchtigungen reduziert werden.

Tabelle 1-1 Standardtabelle – Nationaler Expertenstandard «Förderung der Harninkontinenz in der Pflege», DNQP 2007

Struktur	Prozess	Ergebnis
S1 Die Pflegefachkraft verfügt über die Kompetenz zur Identifikation von Risikofaktoren und Anzeichen für eine Harninkontinenz.	**Die Pflegefachkraft** **P1** – identifiziert im Rahmen der pflegerischen Anamnese Risikofaktoren und Anzeichen für eine Harninkontinenz. – wiederholt die Einschätzung bei Veränderung der Pflegesituation und in individuell festzulegenden Zeitabständen.	**E1** Risikofaktoren und Anzeichen für eine Harninkontinenz sind identifiziert.
S2a Die Einrichtung verfügt über eine interprofessionell geltende Verfahrensregelung zu Zuständigkeiten und Vorgehensweisen im Zusammenhang mit der Förderung der Harnkontinenz bzw. Kompensation der Inkontinenz und stellt sicher, dass die erforderlichen Instrumente zur Einschätzung und Dokumentation zur Verfügung stehen. **S2b Die Pflegefachkraft** verfügt über die erforderliche Kompetenz zur differenzierten Einschätzung bei Problemen mit der Harnkontinenz.	**P2** – führt bei Vorliegen von Kontinenzproblemen eine differenzierte Einschätzung (z. B. auf der Grundlage eines zielgruppenspezifischen Miktionsprotokolls) durch bzw. koordiniert in Absprache mit dem behandelnden Arzt erforderliche diagnostische Maßnahmen.	**E2** Eine differenzierte Einschätzung der Kontinenzsituation und eine Beschreibung des individuellen Kontinenzprofils liegen vor.
S3a Die Einrichtung hält die erforderlichen Materialien zur Beratung bei Problemen mit der Harnkontinenz (z. B. anatomische Modelle, Informationsbroschüren, Hilfsmittel) vor. **S3b Die Pflegefachkraft** verfügt über Beratungskompetenz zur Vorbeugung, Beseitigung, Verringerung oder Kompensation von Harnkontinenz.	**P3** – informiert den Patienten, Bewohner und ggf. seine Angehörigen über das Ergebnis der pflegerischen Einschätzung und bietet in Absprache mit den beteiligten Berufsgruppen eine ausführliche Beratung zur Kontinenzerhaltung oder -förderung und ggf. zur Kompensation einer Inkontinenz an. Darüber hinaus werden dem Patienten und Bewohner weitere interne und externe Ansprechpartner genannt.	**E3** Der Patient, Bewohner und ggf. seine Angehörigen kennen geeignete Maßnahmen zur Kontinenzförderung und zur Vermeidung von bzw. zum Umgang mit einer Inkontinenz.
S4 Die Pflegefachkraft verfügt über Steuerungs- und Planungskompetenz zur Umsetzung von kontinenzfördernden Maßnahmen bzw. zur Kompensation der Harninkontinenz.	**P4** – plant unter Einbeziehung der beteiligten Berufsgruppen mit dem Patienten und Bewohner und ggf. mit seinen Angehörigen individuelle Ziele und Maßnahmen zur Förderung der Harnkontinenz bzw. zur Kompensation der Harnkontinenz und zur Vermeidung von Beeinträchtigungen.	**E4** Ein Maßnahmenplan zum Erhalt oder Erreichen des angestrebten Kontinenzprofils liegt vor.
S5 Die Einrichtung sorgt für eine bedarfsgerechte Personal-planung, ein Kontinenz förderndes Umfeld	**P5** – koordiniert die multidisziplinäre Behandlung (z. B. durch Ärzte, Hebammen, Physiotherapeuten,	**E5** Maßnahmen, Umfeld und Hilfsmittel sind dem individuellen Unterstüt-

Struktur	Prozess	Ergebnis
(z. B. Erreichbarkeit, Zugänglichkeit, Nutzbarkeit von Toiletten, Wahrung der Intimsphäre), geschlechtsspezifische Ausscheidungshilfen und Hilfsmittel zur Kompensation von Inkontinenz (z. B. aufsaugende Hilfsmittel, Kondomurinale).	Psychologen) und sorgt für eine kontinuierliche Umsetzung des Maßnahmenplans. Auf die Bitte um Hilfe bei der Ausscheidung wird unverzüglich reagiert.	zungsbedarf des Patienten und Bewohners bei der Ausscheidung angepasst.
S6 Die Pflegefachkraft verfügt über die Kompetenz, die Effektivität der Maßnahmen zum Erhalt und zur Förderung der Kontinenz sowie zur Kompensation der Inkontinenz zu beurteilen.	**P6** – überprüft in individuell festzulegenden Abständen den Erfolg der Maßnahmen und entscheidet gemeinsam mit dem Patienten und Bewohner, seinen Angehörigen und den beteiligten Berufsgruppen über deren Fortführung bzw. Modifikation.	**E6** Das angestrebte Kontinenzprofil ist erreicht bzw. das bisherige erhalten. Für den Patienten und Bewohner ist das individuell höchstmögliche Maß an Harnkontinenz mit der größtmöglichen Selbstständigkeit sichergestellt.

Die vollständige Veröffentlichung zum Expertenstandard Kontinenzförderung in der Pflege enthält darüber hinaus eine ausführliche Kommentierung der Standardkriterien, eine umfassende Literaturstudie zum Thema, ein im Modellprojekt zur Implementierung des Expertenstandards entwickeltes Audit-Instrument zur Messung des Zielerreichungsgrades bei der Anwendung des Expertenstandards sowie detaillierte Empfehlungen für eine erfolgreiche Implementierung.

Deutschen Netzwerk für Qualitätsentwicklung in der Pflege (DNQP)
Fachhochschule Osnabrück
Wissenschaftliche Leitung: Prof. Dr. Doris Schiemann
Wissenschaftliches Team:
Prof. Dr. Martin Moers, Prof. Dr. Doris Schiemann
Dipl.-Pflegewirtin Petra Blumenberg, Dipl.-Pflegewirt Jörg Schemann

Postfach 1940, 49009 Osnabrück
Fax: 0541/969–2971
E-Mail: dnqp@fh-osnabrueck.de
Internet: http://www.dnqp.de

1.2.3
Umsetzung des Expertenstandards

Verantwortung bei der Umsetzung des nationalen Expertenstandards trägt jede Pflegefachkraft durch ihre Fachkompetenz, aber auch das Management einer Pflegeeinrichtung, denn für die Umsetzung ist eine umfassende Unterstützung notwendig. Wichtig dabei ist es, den Pflegefachkräften zu ermöglichen, das notwendige Wissen zu erwerben und Erfahrungen auszutauschen. Dazu sind die benötigten Ressourcen zur Verfügung zu stellen.

Aufgaben des Managements:

- Voraussetzungen schaffen zur Erarbeitung des Standards (z. B. Projektbeauftragten einsetzen, Interprofessionalität anstreben, eine Arbeitsgemeinschaft zur Umsetzung gründen)
- Ermittlung von Wissenshintergründen und -defiziten und Anbieten von Schulungen (z. B. zum Thema Kontinenzförderung, Kommunikation, Beratung)
- Motivation/Feedback geben (positive und negative Aspekte der Umsetzung des nationalen Expertenstandards sollten, wie auch im Pflegeprozess, innerhalb eines Pflegeteams regelmäßig reflektiert werden)
- Überprüfung des Qualitätsniveaus in wiederholten Zeitabständen.

Expertenstandards können mit Hilfe von Projektstrukturen sehr gut umgesetzt werden. Hier kann den pflegewissenschaftlich qualifizierten Pflegeexperten eine besondere Bedeutung zukommen. Sie können innerhalb des jeweiligen Projektes als Begleiter fungieren und vielschichtige Aufgaben übernehmen. So können sie über das anstehende Projekt informieren, Arbeitsgruppen und Fortbildungsveranstaltungen organisieren und moderieren, im Prozess selbst vermitteln und verhandeln oder Qualitätsmessungen (Audits) durchführen. Durch Moderation im Umsetzungsprozess und Nutzung des pflegewissenschaftlichen Grundlagenwissens kann der Theorie-Praxis-Transfer erleichtert werden (Moers, Schiemann, 2007).

Bei der Umsetzung nationaler Expertenstandards haben sich zudem Qualitätszirkel bewährt. Sie haben eine Schlüsselfunktion zwischen Führungsebene und Mitarbeitern, da alle gemeinsam die Umsetzung des Standards erarbeiten, diskutieren und schlussendlich analysieren und bewerten können. Dabei können unterschiedliche Standpunkte eingebracht werden, so dass jeder Teilnehmer ein Mitspracherecht über die neu zu gestaltenden Arbeitsprozesse hat.

Voraussetzungen für diesen Qualitätszirkel:

- Die Führungsebene muss die Umsetzung des Expertenstandards befürworten und fördern (personelle und materielle Ressourcen müssen zur Verfügung gestellt werden, so sollte z. B. jeder Teilnehmer über eine Ausgabe des Standards oder weitere verwendete Skripte verfügen)
- Notwendige Entscheidungskompetenzen müssen gegeben sein (z. B. wie die Umsetzung des Standardeinführung in der Einrichtung aussehen soll)
- Gute Informations- und Kommunikationsstrukturen
- Durchdachte personelle Zusammensetzung (z. B. interprofessionelle Arbeitsgruppe derer, die im Prozess der Kontinenzförderung beteiligt sind – Pflegende, Mediziner, Physiotherapeuten, Mitglieder des Ernährungsteams, etc.)
- Die Freiwilligkeit der Teilnehmer (bsp. durch eine Ausschreibung auf der Station oder im Intranet können Teilnehmer, neben persönlicher Ansprache, gefunden werden).

- Regelmäßige Treffen, wobei Qualitätszirkelarbeit als Arbeitszeit anzurechnen ist
- Die Vor- und Nachbereitung der Sitzungen (ein Protokoll sollte geführt werden, auch Recherchearbeiten zählen dazu, z. B. ob im Ort eine Selbsthilfegruppe zum Thema tätig ist, auf die Patienten aufmerksam gemacht werden)
- Externer oder interner Moderator

Innerhalb des Qualitätszirkels sollte unter anderem diskutiert und in der interprofessionell geltenden Verfahrungsregelung festgehalten werden:

- Wer erhebt zu welchem Zeitpunkt die Risikofaktoren und Symptome der Inkontinenz und wo werden diese festgehalten?
- Welche Instrumente und Methoden des Assessments werden angewandt, gibt es Grenzen für einzelne Instrumente oder Methoden, wann werden diese eingesetzt?
- Welches Miktionsprotokoll wird in der Einrichtung genutzt, wie viele Tage wird es geführt und wo wird es aufbewahrt?
- Wer ermittelt das Kontinenzprofil und wo wird es dokumentiert?
- Wie kann die Beratung der Betroffenen und Angehörigen erfolgen? Gibt es spezielle Räumlichkeiten, Ansichtsmaterialien, Sprechzeiten für Kontinenzberater?
- Wie wird der Prozess der Kontinenzförderung z. B. bei Trainingsmaßnahmen gestaltet? Gibt es Personen mit speziellem Wissen hinsichtlich der Maßnahmen?
- Welche geschlechtsspezifischen Ausscheidungshilfen und welche Hilfsmittel zur Kompensation der Inkontinenz gibt es in der Einrichtung und sind diese ausreichend um eine individuelle Versorgung zu gewährleisten?
- Wer evaluiert zu welchem Zeitraum die Maßnahmen der Kontinenzförderung bzw. die Maßnahmen zur Kompensation der Inkontinenz?

Haben die Teilnehmer des Qualitätszirkels ihre Vorbereitungen zur Umsetzung des Expertstandards abgeschlossen, kann es losgehen. Sofern noch nicht geschehen, sollten alle Pflegenden einer Einrichtung oder eines Pflegebereiches durch eine «Kick-off-Veranstaltung» über den Expertstandard informiert werden. Im Zuge dieser Veranstaltung kann der Qualitätszirkel seine Arbeit vorstellen und über die (schrittweise) Umsetzung des Standards informieren (Fillibeck, Sowinski, 2006).

Literatur

Aggazzotti, G.; Pesce, F.; Grassi, D.; Fantuzzi, G.; Righi, E.; De Vita, D.; Santacroce, S.; Artibani, W.: Prevalence of urinary incontinence among institutionalized patients: a cross-sectional epidemiologic study in a midsized city in northern Italy. Urology, 2000, 2: 245–249.

Brandeis, G. H.; Baumann, M. M.; Hossain, M.; Morris, J. N.; Resnik, N. M.: The prevalence of potentially remediable urinary incontinence in frail older people: A study using the Minimum Data Set. Journal of American Geriatrics Society, 1997, 2: 179–184.

DNQP: Expertstandard Förderung der Harnkontinenz in der Pflege. Entwicklung – Konsentierung – Implementierung. Osnabrück, 2007.

Fillibeck, H.; Sowinski, C.: Tipps zur Einführung des Expertenstandards «Förderung der Harnkontinenz in der Pflege». ProAlter – Fachmagazin des Kuratoriums Deutsche Altershilfe, 2006, 2: 31.

Georgiou, A.; Potter, J.; Brocklehurst, J. C.; Lowe, D.; Pearson, M.: Measuring the quality of urinary incontinence care in long-term care facilities: an analysis of outcome indicators. Age and ageing, 2001, 1: 63–66.

Hunskaar, S.; Burgio, K.; Diokno, A.; Herzog, A. R.; Hjämlas, K.; Lapitan, M. C.: Epidemiology and natural history of urinary incontinence in women. Urology, 2003, suppl 4A: 16–23.

Landi, F.; Cesari, M.; Russo, A.; Onder, G.; Lattanzio, F.; Bernabei, R.: Potentially reversible risk factors and urinary incontinence in frail older people living in community. Age and Ageing, 2003, 2: 194–199.

Moers, M.; Schiemann, D.: Wissenstransfer braucht Begleitung durch Pflegeexperten. Die Schwester/Der Pfleger, 2007, 07: 646–650.

Ouslander, J. G.; Uman, G. C.; Urman, H. N.; Rubenstein, L. Z.: Incontinence among nursing home patients: clinical and functional correlates. Journal of the American Geriatrics Society, 1987, 4: 324–330.

Sgadari, A.; Topinková, E.; Bjornson, J.; Bernabei, R.: Urinary incontinence in nursing home residents: a cross-national comparison. Age and Ageing, 1997, Suppl2: 49–54.

Specht-Leible, N.; Bender, M.; Oster, P.: Die Ursachen der stationären Aufnahme von Alten- und Pflegeheimbewohnern in einer Geriatrischen Klinik. Zeitschrift für Gerontologie und Geriatrie, 2003, 4: 274–279.

Spence-Jones, C.; Kamm, M. A.; Henry, M. M.; Hudson, C. N.: Bowel dysfunction: a pathogenic factor in uterovaginal prolapse and urinary stress incontinence. British Journal of Obstetrics and Gynaecology, 1994, 2: 147–152.

Stenzelius, K.; Mattiasson, A.; Hallberg, I. R.; Westergren, A.: Symptoms of urinary and feacal incontinence among men and women 75+ in relations to health complaints and quality of life. Neurourology and Urodynamics, 2004, 3: 211–222.

Welz-Barth, A.; Garcia-Schürman, C.; Füsgen, I.: Inkontinenz, Demenz und Multimorbidität – prädiktive Faktoren für Pflegebedürftigkeit und Heimunterbringung. Wiener medizinische Wochenschrift, 1998, 13: 305–308.

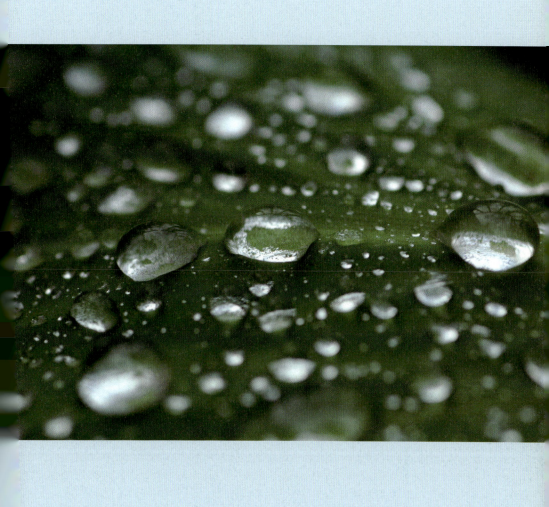

2 Das von Inkontinenz geprägte Leben

Die Fähigkeit zur Kontinenz, also die willentliche Steuerung der Ausscheidung, ist ein Ziel aller Menschen und wird durch die so genannte «Sauberkeitserziehung» in früher Kindheit trainiert.

Es gilt als gesellschaftliche Regel und Zeichen von Autonomie, sich der Ausscheidungen des Körpers willentlich und zu einer angemessenen Zeit, an einem passenden Ort zu entledigen. Inkontinente Personen sind jedoch nicht in der Lage, hinreichende Kontrollfunktion über ihren Körper auszuüben und verstoßen somit gegen die Regeln der Zivilisation. Dies kann dazu führen, dass sie gegenüber sich selbst und anderen Menschen Scham empfinden.

Nicht selten ist es in der täglichen Pflegepraxis leichter, nach anderen Themengebieten zu fragen wie z. B. nach Schmerzen, als nach Problemen mit der Ausscheidung. Vor allem bei jungen Frauen und Männern geraten wir in der Pflegepraxis schnell an unsere Grenzen, überlegen, ob solche Fragen nicht zu weit gehen, ob sie unangenehm sein könnten, oder vielleicht sogar überflüssig. Fragen zum Thema Ausscheidungen wie auch zur Sexualität fallen in die Kategorie «unten herum» und können als unangenehm und peinlich empfunden werden, da sie für uns nicht in die Öffentlichkeit gehören.

Im diesem Kapitel wird erläutert, warum Harninkontinenz das Gefühl der Scham auslösen kann und was es für Betroffene und Pflegende heißt, im Alltag mit der Inkontinenz umzugehen.

2.1 Das Schamgefühl

Das Gefühl der Scham ist eine «unentbehrliche Wächterin der Privatheit und der Innerlichkeit», sie schützt den Kern unserer Persönlichkeit, unser Gefühl, unsere Identität wie Integrität. Dringen wir in den persönlichen Bereich eines Menschen ein, können wir u. U. seine Würde verletzen und infolgedessen bei dieser Person das Gefühl der Scham auslösen. Das Gefühl der Scham zeigt sich oft mit weiteren

Empfindungen wie Wut oder Hilflosigkeit, bei dem, der diskreditiert wurde (Wurmser, 1998).

Im Laufe der Jahrhunderte entwickelte sich innerhalb der Gesellschaft eine immer stärkere Intimisierung bestimmter körperlicher Funktionen, so führen wir heute ein öffentliches und ein Intimleben. Die damit entstandenen Verhaltensformen werden von der jeweils älteren auf die jüngere Generation durch Äußerungen, Verhaltensregeln oder Druck weitergegeben.

Bekanntestes Beispiel dafür ist die Sauberkeitserziehung. Hierbei lernt das Kind, meist zwischen dem zweiten und dritten Lebensjahr, der analen Phase, wie Freud sie bezeichnet, seinen Sphinkter zu kontrollieren. Das Kontrollieren der Ausscheidung bedeutet für das Kind eine Zunahme an Autonomie und es empfindet ein Gefühl von Stolz (Jacoby, 1993). In dieser Entwicklungsphase macht das Kind weitere wichtige Schritte in der Persönlichkeitsentwicklung. Es baut eine Beziehung zum Ich und somit zur eigenen Person auf. Mit zunehmendem Maße erlangt es die Fähigkeit zur Selbstbeobachtung und Selbstbewertung und erlernt Verhaltensformen wie Stolz, Takt und Würde, die notwendig sind, um das Gefühl der Scham erleben zu können (Goffmann, 1986; Wurmser, 1998).

Bilden sich Ich und Über-Ich mit Vollendung der Reife aus, stellen sie die Polarität dar zwischen dem Bild, welches man von sich sieht, und dem, wie man sich sehen will. Die damit auftretende Spannung kann das Reaktionsmuster der Scham entstehen lassen. Diese tritt auf, wenn die Person einen tiefen persönlichen Mangel wahrnimmt – einen Makel aus Schwäche, Defekt und Schmutz. Dabei wird die Scham, wie gerade verdeutlicht, aufgrund der Selbsterfahrung erlebt, aber auch durch die Sozialerfahrung innerhalb der Gesellschaft, denn man schämt sich sowohl *für* Jemanden als auch *vor* Jemandem (Wurmser, 1998).

Aufgrund des Schamerlebens kann es zu einer besonderen Form der Angst, der Schamangst, kommen. Drohen Bloßstellung, Demütigung oder Zurückweisung, wird nicht selten mit Vermeidung reagiert. Verschweigen und Isolation können die Folge sein.

> **Beispiel Harninkontinenz und Schamgefühl**
> Eine Frau steht im Supermarkt an der Kasse. Plötzlich bemerkt sie, dass sie, aufgrund eines starken Hustenreizes, Urin verliert. Im selben Augenblick, in dem ihr dieses Malheur passiert, ist es ihr auch schon unangenehm. Sie schämt sich, da sie sich nicht in der Lage sieht, ihren Urin zu halten, gleichzeitig kommt sie sich vor wie ein Kleinkind. Sie bemerkt, wie sie von den hinter ihr stehenden Personen angestarrt wird, da ihre Hose nass ist. Nun können alle Personen im Umkreis sehen, dass sie ihre Ausscheidungen und damit ihren Körper nicht unter Kontrolle hat, dass sie einnässt, sich beschmutzt – der Makel wird deutlich. Weil ihr die Situation so peinlich ist, verlässt sie augenblicklich den Supermarkt,

> rennt zu ihrem Auto und fährt weinend nach Hause. Sie ist so erschüttert von dem Geschehen, dass sie sich vornimmt, nie wieder aus dem Haus zu gehen.

2.2
Strategien harninkontinenter Personen

Um dem Gefühl der Scham und gerade in Pflegesituationen auch den Gefühlen der Abhängigkeit entgegen zu wirken, entwickeln Betroffene eine Reihe von Strategien, die erheblichen Einfluss auf ihr tägliches Leben nehmen können.

1. Verschweigen oder Umschreiben der Inkontinenz
Für viele Betroffene ist es schwer über die Harninkontinenz zu reden, es kostet sie große Überwindung und viele schaffen es nie, darüber zu sprechen. So ist es manchmal nur der Zufall, der Andere das Problem erkennen lässt.

Über Inkontinenz zu sprechen kann die Selbstachtung des Betroffenen bedrohen, da es als demütigend empfunden werden kann (Dowd, 1991). Betroffene Personen haben aber auch Angst vor Stigmatisierung und davor, dass sie nicht mehr als vollwertiges Mitglied der Gesellschaft oder der Familie angesehen werden. Gerade Frauen schildern häufig, dass Sie Probleme innerhalb der Beziehung befürchten, wenn sie ihrem Partner davon erzählen. Da sie sich selbst durch die Inkontinenz unattraktiv finden, glauben sie auch ihre Partnerschaft und Sexualität könnten durch das Ansprechen der Thematik gefährdet sein.

Familienmitglieder oder Freunde werden in der Regel kaum eingeweiht. Betroffene scheuen sich jedoch auch davor, professionellen Helfern von ihren Problemen zu berichten, um deren Unterstützung in Anspruch zu nehmen.

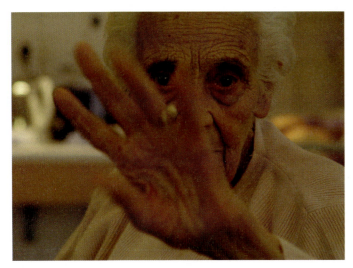

Abbildung 2-1
Betroffenen fällt es schwer, über Inkontinenz zu reden

Wird die Harninkontinenz dennoch angesprochen, weil der Leidensdruck zu stark ist oder sich die Inkontinenz im Alltag nur noch schwer bewältigen lässt, dann wird die Thematik nicht selten umschrieben, als klar mit dem Wort «Inkontinenz» bezeichnet (Ashworth, 1993; Dowd, 1991). Dann heißt es beispielsweise «Ich habe da ein kleines Problem» oder «Ich bin nicht ganz dicht».

2. Praktische Strategien der Betroffenen

Da inkontinente Personen ihr Problem nur ungern ansprechen und sich auch vor professioneller Hilfe scheuen, entwickeln sie durch «Versuch und Irrtum» eigene Strategien im Umgang mit der Harninkontinenz.

Sie befinden sich in einem Zustand stetiger Wachsamkeit. Rund um die Uhr zollen sie der Umgebung und ihren Aktivitäten im Hinblick auf ihre Inkontinenz besondere Beachtung. Dabei entwickeln sie eine gewisse Routine.

So gehen sie häufig und oft aus «prophylaktischen» Gründen zur Toilette, denn jede Urinmenge, die kontrolliert ausgeschieden wird, kann nicht mehr ungewollt verloren werden. Das ständige Aufsuchen der Toilette, ob am Tag oder in der Nacht, hat noch einen weiteren Grund: Die Betroffenen können den Zustand der Vorlagen, die sie aus Gründen der Sicherheit tragen, kontrollieren. Viele Frauen greifen auf Produkte der Monatshygiene zurück. Beim Kauf vermitteln diese einen normalen und natürlichen Eindruck, im Gegensatz zu speziellen aufsaugenden Hilfsmitteln (Ashworth und Hagen, 1993; Dowd, 1999).

Eine weitere wichtige Strategie im Umgang mit der Inkontinenz für die Betroffene ist die Auswahl und Reduktion der Flüssigkeitsaufnahme. Um nicht so häufig zur Toilette gehen zu müssen oder bei einer inkontinenten Episode nicht zu viel Urin zu verlieren, schränken viele inkontinente Personen ihr Trinkvolumen stark ein oder verzichten auf Genussmittel wie Kaffee oder Tee.

Sehr viele Betroffene Personen haben Angst, durch den Uringeruch aufzufallen. Aus diesem Grund werden Vorlagen und Wäsche häufig gewechselt bzw. gewaschen. Gerade in der häuslichen Pflege sieht man nicht selten Wäscheleinen im Bad, die stetig mit Unterwäsche behangen sind.

Auch soziale Aktivitäten sind von der Inkontinenz in hohem Maße beeinflusst und werden an die Bedingungen der Inkontinenz angepasst. Möglicherweise werden Urlaubs- und Freizeitvergnügen reduziert oder so geplant, dass ein Toilettengang regelmäßig und ungestört erfolgen kann. So beispielsweise bei öffentlichen Veranstaltungen: Sofern man überhaupt noch ins Kino oder Theater geht, werden möglichst die äußeren Plätze in den Sitzreihen eingenommen, da man hier niemanden stört, wenn man zur Toilette geht. Auch der Kontakt zu Freunden oder der Familie kann leiden, aus Angst durch eine inkontinente Episode unangenehm aufzufallen.

> **Beispiel – Leben mit Harninkontinenz**
> Frau N. berichtet bei der Kontinenzanamnese über ihre Bestrebungen mit der Harninkontinenz umzugehen: «Ich benutze Monatsbinden um den Urin aufzufangen. Manchmal

laufen sie aus und die Unterwäsche ist dann nass. Deswegen trage ich pflegeleichte Kleidung, die ich schnell mal durchwaschen kann. Dann hänge ich sie im Bad auf, da habe ich mir drei Wäscheleinen angebracht. Alle drei oder vier Tage wasche ich meine Unterhosen, davon habe ich einige, da ich am Tag mehrere Male wechseln muss. Es wäre das Schlimmste für mich, wenn ich nach Urin rieche und wenn es andere merken würden. Ausgehen oder Freunde besuchen kommt nicht mehr in Frage, ich wäre zu ängstlich, dass etwas passiert. Früher bin ich noch gern ins Theater gegangen, habe mich dann aber in der Reihe immer ganz außen gesetzt, so habe ich niemanden gestört, wenn ich zur Toilette gegangen bin. Auch beim Einkaufen bin ich vorsichtig. Ich überlege mir ganz genau, wo ich das Auto parke. Am Liebsten stelle ich es in der Nähe der Toilette ab, so dass ich beim Ankommen sofort gehen kann und vor dem Abfahren auch noch mal.»

Finden inkontinente Personen zu einem guten und routinierten Umgang mit der Inkontinenz und ihren Bewältigungsstrategien, fallen soziale Aktivitäten wieder leichter. Sich als trocken, sauber und geruchsfrei zu erleben, vermittelt den Betroffenen ein Gefühl von Sicherheit und Kontrolle, so dass ein gesellschaftliches Leben auch mit der Inkontinenz möglich ist. Mit steigender Selbstakzeptanz sinkt die empfundene Schwere des Problems. Werden die eigenen Strategien jedoch als unzureichend erlebt und es kommt immer wieder zu unangenehmen Zwischenfällen, dann wählen nicht wenige inkontinente Personen den Weg der Isolation.

3. Gefühle bezogen auf die Inkontinenz

Inkontinente Personen können neben der Scham auch Gefühle von Schuld, Abhängigkeit oder Ekel empfinden. «Ich bin ja selbst schuld» kann es da heißen, «warum habe ich denn nach der Entbindung meines Sohnes nicht gleich mit diesem Beckenbodentraining begonnen». Andere Frauen ekeln sich vor sich selbst und empfinden gegenüber sich und ihrem Körper Hass. Es gibt aber auch Betroffene die erleben die Harninkontinenz als «eine gerechte Strafe» für «eigene Sünden». Schuld kann manch eine Person aber auch empfinden, weil sie ihren Angehörigen oder anderen Pflegenden ihre Ausscheidungen zumuten muss. Der Machtverlust gegenüber dem eigenen Körper ist verbunden mit der Not auf andere Menschen angewiesen zu sein. Vor allem pflegedürftige Personen müssen sich immer wieder psychisch und physisch entblößen. So wundert es nicht das Wissenschaftler bei einer Untersuchung in einem schwedischen Altenheim herausfanden, dass die dortigen pflegebedürftigen und inkontinenten Frauen einen «Zustand der immerwährenden Verletzlichkeit» aufwiesen und ihre innere Wertschätzung stark durch das Verhalten der Pflegenden (z. B. dem Nachkommen, wenn man um Unterstützung bat) beeinflusst wurde (Bjurbrant-Birgersson, 1993).

Merke: Der respektvolle Umgang mit inkontinenten und pflegebedürftigen Personen ist besonders wichtig. Er hat Auswirkungen für das Selbstbild der Betroffenen und sollte sich sowohl verbal wie nonverbal zeigen. So ist beispielsweise auf den unreflektierten

Gebrauch von Begriffen aus der Säuglingspflege wie «windeln» oder «pampern» zu verzichten oder auf den Schutz der Intimsphäre zu achten. Wenn z. B. ein Toilettenstuhl im Dreibettzimmer genutzt werden soll, ist ein Sichtschutz aufzustellen.

2.3
Die Auswirkungen der Inkontinenz auf die Pflegebeziehung

Die Unterstützung bei der Ausscheidung bedeutet für pflegende Personen, ob professionell ausgebildet oder innerhalb der Familie, einen Eingriff in die Intimsphäre des Gegenüber. Dabei können die pflegebedürftigen Personen Scham empfinden, da sie die Situation als bloßstellend und entwürdigend empfinden. Die Pflegenden spüren die Scham und es kann ihnen unangenehm und peinlich sein in die Intimsphäre einer anderen Person eindringen zu müssen. Dieser Eingriff kann für alle Beteiligten unangenehm sein und zu Abwehrmechanismen führen. (Gröning, K., 2001a)

Auf der Seite der inkontinenten Person kann aus Angst vor Ablehnung oder Verlust des Respekts das Problem verleugnet werden. So wird vielleicht das Haustier für den Fleck auf dem Teppich verantwortlich gemacht. Der Kontrollverlust über den eigenen Körper kann aber auch mit Verzweiflung, Mutlosigkeit oder Depression einhergehen, so dass ein Gefühl der Leere das Leben bestimmt. Andererseits kann das Schamgefühl auch Auslöser für aggressives Verhalten sein. Dann können verbale oder nonverbale Angriffe die Folge sein.

Diese Verhaltensformen können wiederum Auswirkungen auf die Pflegenden haben, die ihrerseits mit Hilflosigkeit, Wut oder Schuldgefühlen reagieren können.

Auch Pflegende können sich über Ausscheidungen ekeln, auch wenn dies, gerade in der professionellen Pflege, häufig negiert oder tabuisiert wird.

Nicht selten entwickeln sich aus diesen schwierigen Situationen Teufelskreisläufe, die, sofern sie nicht erkannt und reflektiert werden, negative Auswirkungen auf die Pflegebeziehung haben können.

Fallbeispiel
Frau M. ist 83 Jahre alt und lebt in einem Seniorenzentrum. Sie ist aufgrund einer Demenz schwerst pflegebedürftig, bettlägerig und inkontinent. Seit neun Monaten lebt sie in der Einrichtung und keiner der dort tätigen Pflegenden geht gern zu ihr.
Sie berichten, dass dies am Anfang des Aufenthaltes von Frau Mayer nicht so war, sie war ansprechbar, versuchte z. B. bei der Körperpflege zu helfen und vor allem, so betonen die Pflegenden, benahm sich Frau Mayer «anständig». Doch seit sich ihr Zustand dramatisch verschlimmerte, verändere sich auch das Verhalten so drastisch, dass dies Auswirkungen auf die Pflegebeziehung hatte, so die Bezugspflegende. Frau Mayer würde

2. Das von Inkontinenz geprägte Leben

schreien, beißen und um sich schlagen, wenn man sie im Intimbereich versorgen wollte. Zudem fasse sie sich an die Genitalien, uriniere und kote sich auf die Hände, führe diese anschließend ins Gesicht und lecke sich bisweilen auch noch die Hände ab. All dies geschehe unter hämischen Gelächter, so die Pflegenden.
Bei einem Gespräch mit der Tochter stellte sich heraus, dass Frau M. im Krieg mehrfach Opfer schwerster sexueller Gewalt wurde. Zwar können die Pflegenden das Abwehrverhalten von Frau M. bei der Körperpflege nun nachvollziehen, dennoch fällt es ihnen nicht leicht, ihren Ekel und die negativen Empfindungen hinsichtlich des Kotschmierens zu überwinden.

Aus diesen Gründen ist es für professionell Pflegende wichtig, sich der besonderen Thematik der Ausscheidungen bewusst zu werden. Gespräche im Kollegenkreis können dazu genutzt werden, um negative Empfindungen auszusprechen, aber auch Erfolge im Bereich der Kontinenzförderung oder Kompensation der Inkontinenz sind es wert angesprochen zu werden.

Pflegende Angehörige können besonderen Herausforderungen ausgesetzt sein, wenn Kontinenzprobleme in der Pflegebeziehung zu lösen sind. Professionell Pflegende, die im ambulanten Bereich tätig sind, können hier für die pflegenden Angehörigen wichtige Partner z. B. für entlastende Gespräche sein.
Inkontinenz kann für pflegende Angehörige mit eingeschränkten Frei- und Ruhezeiten verbunden sein, da am Tag z. B. begleitende Toilettengänge zur Vorbeugung der Inkontinenz notwendig sind, oder die Nachtruhe durch mehrmalige Hilfestellung bei nächtlichen Toilettengängen gestört ist. Nicht selten empfinden Angehörige Unsicherheiten bei der Versorgung der Inkontinenz, z. B. bei der Auswahl der richtigen Hilfsmittel (Cassells, 2003; Hayder, 2006; Noelker, 1987; Ouslander, 1990).

Auch auf der psychischen Ebene können in dieser besonderen Pflegebeziehung belastende Gefühle entstehen. So können z. B. bei einer Enkelin, die Ihrem Großvater Hilfestellung bei den Toilettengängen gibt, Gefühle der Peinlichkeit entstehen, der Großvater kann unter Scham- und Minderwertigkeitsgefühle leiden. Für beide Seiten bedeutet dies eine besondere Anforderung an das Beziehungsverhalten.
Unter Umständen kann sich, wenn pflegerische Hilfestellungen im Rahmen der Inkontinenz notwendig sind, äußerlich eine Art Eltern-Kind-Beziehung zwischen den pflegenden Angehörigen und den Pflegebedürftigen entwickeln. Es können dabei Fehlformen des Umgangs, wie z. B. ein überfürsorgendes Pflegeverhalten entstehen, die hinderlich für die Erhaltung und Förderung der Kontinenz werden können. In der Regel sind dies unbewusste Prozesse.
Vielen Angehörigen und Betroffenen fällt es schwer, über die Inkontinenz zu sprechen, es ist für sie ein Tabuthema. Sie sind deshalb dankbar, wenn Pflegende sie daraufhin ansprechen oder Gesprächsbereitschaft signalisieren. Es kann sehr

entlastend sein, wenn sie mit kompetente Gesprächspartner über ihre Gefühle sprechen können, die ihnen Tipps im Umgang mit der Inkontinenz geben oder mit denen sie gemeinsam ein Toilettentraining entwickeln und umsetzen können, auch wenn dieses nicht immer zur vollständigen Kontinenz führt.

Literatur

Ashworth, P. D.; Hagan, M. T.: The meaning of incontinence: a qualitative study of nongeriatric urinary incontinence suffers. Journal of Advanced Nursing, 1993, 9: 1415–1423.

Bjurbrant-Birgersson, A. M.; Hammar, V.; Widerfors, G.; Hallberg, I. R.; Athlin, E.: Elderly women's feelings about being urinary incontinent, using napkins and being helped by nurses to change napkins. Journal of Clinical nursing, 1993, 165–171.

Cassells, C.; Watt, E.: The impact of continence on older spousal caregivers. Journal of Advanced Nursing, 2003, 6: 607–616.

Dowd, T. T.: Discovering older women's experience of urinary incontinence. Research in Nursing & Health, 1991, 3: 179–186.

Jacoby M. (1993). Scham-Angst und Selbstwertgefühl – Ihre Bedeutung in der Psychiatrie. Zürich/Düsseldorf, Walter-Verlag, 21–65

Goffman E. (1986). Interaktionsrituale – Über Verhalten in direkter Kommunikation. Frankfurt/Main, Suhrkamp, 21–53

Gröning K. (2001a). Entweihung und Scham – Grenzsituationen in der Pflege alter Menschen. Frankfurt/Main, Mabuse

Hayder, D.: Problem Inkontinenz: Pflegende Angehörige vermissen Beratung. Pflegen Ambulant, 2006, 5: 11–14.

Noelker, L.: Incontinence in elderly cared for by family. Gerontologist, 1987, 2: 194–200.

Ouslander, J. e. a.: Incontinence among elderly community dwelling dementia patients. Journal of American Geriatric Society, 1990, 440–445.

Wurmser L. (1998). Die Maske der Scham – Die Psychoanalyse von Schamaffekten und Schamkonflikten. Berlin/Heidelberg, Springer, 40–147.

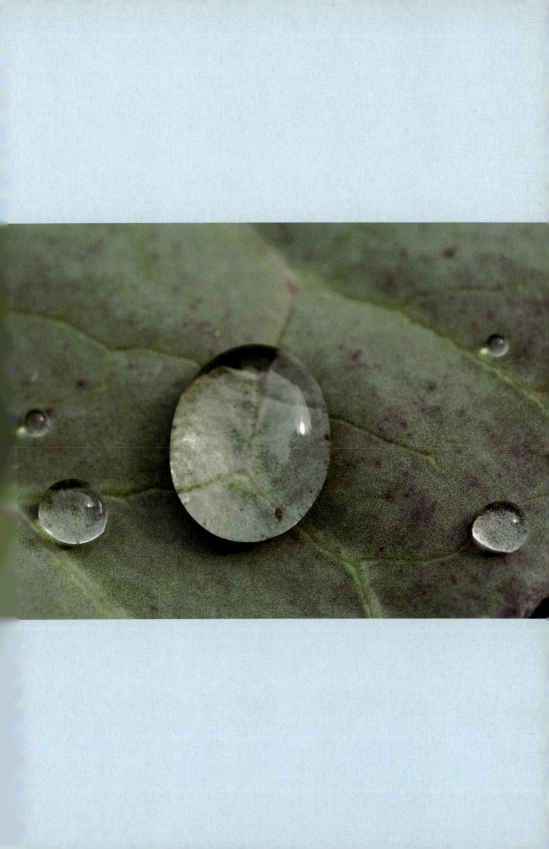

3 Einschätzung der Harninkontinenz

Professionell Pflegende treffen auf von Inkontinenz betroffene Menschen in verschiedenen Gesundheitseinrichtungen: In stationären Bereichen der Altenpflege, in der ambulanten Krankenpflege, auf Stationen und Ambulanzen in Krankenhäusern verschiedener Fachrichtungen oder in Spezialsprechstunden wie beispielsweise den hierzulande noch wenig verbreiteten Kontinenzberatungsstellen. Je nach fachlichem Schwerpunkt dieser Einrichtungen werden Abklärung und Therapie von Inkontinenz unterschiedlich gewichtet. So ist Inkontinenz z. B. in Krankenhäusern meist eine Nebendiagnose und eher selten die Einweisungsdiagnose und rückt deshalb häufig in den Hintergrund – auch dann, wenn Inkontinenz als ein pflegerisches und medizinisches Problem im Arbeitsalltag wahrgenommen wird. Zudem kommt, gerade in Anbetracht der zunehmenden Arbeitsdichte bei der Patientenversorgung, häufig die Frage auf, wie umfassend eine Problemanalyse sein soll und was überhaupt realistisch ist. In der Regel sind Expertise und Erfahrungen im Umgang mit Harninkontinenz von Seiten der Professionellen sehr unterschiedlich. Das führt dazu, dass es schwierig ist, dem Konflikt von Anspruch und Wirklichkeit in der Kontinenzförderung angemessen zu begegnen und realistische Entscheidungen im Team zu treffen. Eine zentrale Erfahrung im Rahmen der Implementierungsphase des Expertenstandards war, dass viele Pflegende hier zunächst den Perspektivwechsel von der Inkontinenzversorgung zur Kontinenzförderung vollziehen mussten.

Da Harninkontinenz ein weit verbreitetes Problem in der Pflegepraxis ist, sollten alle professionell Pflegende über Basiswissen zur Abklärung der Harninkontinenz verfügen. Diesem Thema widmet sich dieses Kapitel.

Die Einschätzung der Kontinenzsituation ist der erste Schritt für die individuelle Planung von kontinenzfördernden Maßnahmen und deren Durchführung. Im Weiteren werden die hierfür erforderlichen Grundlagen, Methoden und Instrumente vorgestellt. Dazu gehören die Klärung der Begriffe Kontinenz – Inkontinenz, die Funktion der Harnblase, die verschiedenen Formen und Symptome von Harninkontinenz und häufige zugrunde liegende Ursachen.

Bei der Einschätzung eines Kontinenzproblems stehen zwei Berufsgruppen im Vordergrund: Ärzte und Pflegende. Eine gute Kommunikation dieser Berufsgruppen ist wichtig, damit der diagnostische Prozess koordiniert verläuft und keine Ressourcen verschwendet werden.

3.1
Definitionen von Kontinenz – Inkontinenz

Über die Bedeutung der Kontinenz und deren Definition denkt man üblicherweise erst nach, wenn sich Probleme bei der Ausscheidung einstellen und der Status der Kontinenz nicht mehr selbstverständlich ist. Meistens werden Kontinenz und Inkontinenz dadurch unterschieden, ob die Ausscheidungen willentlich gesteuert werden können. In diesem Buch wurde nachfolgende Definition für die Kontinenz gewählt:

Kontinenz wird als die Fähigkeit, willkürlich zur passenden Zeit an einem geeigneten Ort die Blase oder den Darm zu entleeren, bezeichnet. Kontinenz beinhaltet auch die Fähigkeit Bedürfnisse zu kommunizieren, um Hilfestellungen zu erhalten, wenn Einschränkungen beim selbstständigen Toilettengang bestehen (Royle und Walsh zitiert in Getliffe und Dolman, 1997).

Bei dieser Definition wird deutlich, dass man über verschiedene Kompetenzen verfügen muss, um kontinent zu sein. Doch wie wird nun der geeignete Ort definiert? Dieser ist meist im kulturellen Kontext zu betrachten und richtet sich nach der dort vorherrschenden sozialen Akzeptanz. In der Regel sind das in den westlich orientierten Ländern Toiletten oder dafür ausgewiesene Behältnisse.

Um gemäß der Definition Kontinenz zu erreichen bzw. diese aufrechtzuerhalten, müssen vielfältige Voraussetzungen erfüllt sein. Hierzu zählen (White und Getliffe, 2003):

- Die adäquate Funktion des Urogenitaltraktes und Koordination über das zentrale Nervensystem, damit der Urin in der Harnblase gespeichert und willentlich entleert werden kann.
- Die Fähigkeit willentlich die Miktion zu initiieren
- Die Fähigkeit willentlich die Miktion hinauszuzögern, bis der geeignete Ort erreicht ist
- Die Fähigkeit, den geeigneten Ort zu finden und den Toilettengang in der richtigen Reihenfolge zu vollziehen (Auskleiden, das Einnehmen der geeigneten Körperposition, korrekter Umgang mit der Toilettenspülung und mit der Toiletteneinrichtung).

Die Bezeichnung Harninkontinenz steht für ein Symptom, mehrere Symptome oder klinische Befunde, deren gemeinsames Merkmal der unwillkürliche Harnverlust ist. Die auslösenden Faktoren für Harninkontinenz können zahlreich und komplex sein (Kuno und Müller, 2007). Nach Definition der International Continence Society (ICS) wird Harninkontinenz als jeglicher unfreiwilliger Urinverlust bezeichnet (Abrams et al., 2002).

Im Weiteren werden Grundlagen zur Funktion der Harnblase dargestellt.

3.2
Blasenfunktion – Grundlagen

Das Harnsystem setzt sich aus dem oberen und unteren Harntrakt zusammen. Zum oberen Harntrakt gehören die Nieren und die Ureteren (Harnleiter), zum unteren Harntrakt die Harnblase, die Urethra (Harnröhre), die Harnröhrensphinkter und beim Mann die Prostata. Im weiteren Sinne kann hier auch der Beckenboden mit seiner stützenden Funktion dazu gezählt werden.

Die Harnblase
Die Harnblase ist ein dehnbares Hohlmuskelorgan und hat zwei zentrale Funktionen: Sie muss den Urin auffangen und sammeln sowie ihn nach einer gewissen Zeit wieder entleeren. Sie liegt im kleinen Becken hinter der Symphyse (Schambein) direkt auf dem Beckenboden und außerhalb des Peritoneums (Bauchfell). Der Urin fließt von den Nierenbecken über die Ureteren, die schlitzförmig auf der Oberseite münden, in die Harnblase. Die glatte Blasenwandmuskulatur wird als Musculus detrusor vesicae (häufig nur Detrusor genannt) bezeichnet (Netter, 1983).

Die Blase eines erwachsenen Menschen fasst altersunabhängig durchschnittlich etwa 300 bis 600 ml Urin (Pfisterer et al., 2006). Willkürlich können auch größere Mengen gehalten werden.

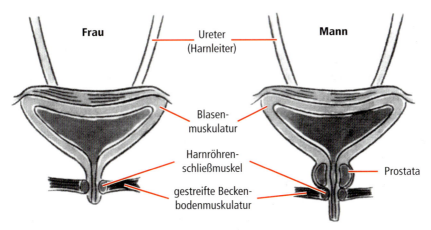

Abbildung 3-1 Der untere Harntrakt

Die Harnröhre

Die Harnröhre ist ein dünner muskulärer mit Schleimhaut ausgekleideter Schlauch, über den der Urin aus dem Körper geleitet wird. Die weibliche Harnröhre befindet sich zwischen Symphyse und Vorderwand der Vagina und ist etwa 3,5 bis 5,5 cm lang. Die männliche Harnröhre ist etwa 20 bis 25 cm lang und wird wegen ihrer unterschiedlichen topografischen Beziehung in drei verschiedene Abschnitte unterteilt:

- Pars prostatica (prostatische Harnröhre): Ist der Abschnitt vom Blasenauslass durch die Prostata.
- Pars membranacea: kurzer und enger Abschnitt, der durch den Beckenboden verläuft.
- Pars spongiosa (penile Harnröhre): Ist der längste Abschnitt und verläuft durch den gesamten Penis und endet an der äußeren Harnröhrenöffnung.

Der ringförmig angelegte interne und externe Sphinkter zwischen Blase und Harnröhre bilden das Verschlusssystem der Harnblase. Der interne Sphinkter kann nicht willentlich gesteuert werden, während der externe Sphinkter der bewussten Kontrolle unterliegt. Das heißt, man kann diesen Muskel bewusst relaxieren und so eine willentliche Miktion herbeiführen (Gray, 2000).

Die Elastizität der weiblichen Harnröhre ist auch von Östrogenen abhängig. Diese Hormone sorgen dafür, dass die Schleimhaut der Harnröhreninnenwand viele ineinander greifende Falten bildet und so ein dichter Verschluss entsteht. Durch Östrogenmangel kann diese Schleimhautfältelung gemindert und dadurch der Verschlussmechanismus herabgesetzt sein (Swaffield, 1999).

Der Beckenboden

Der Beckenboden schützt mit seinem knöchernen Rahmen, seinen komplexen Faszien und Muskeln die Beckenorgane und sichert durch seine stützende Funktion auch das Schließmuskelsystem der Harnblase sowie des Enddarms. Demzufolge hat der Beckenboden eine sehr wichtige Aufgabe bei der Erhaltung der Kontinenz. Die Beckenbodenmuskulatur kann willentlich kontrahiert werden. Dies ist von hohem Stellenwert bei der Prävention bzw. Therapie von Inkontinenz. Der weibliche Beckenboden ist im Gegensatz zum männlichen durch Harnröhre, Scheide und Anus dreigeteilt (Gray, 2000; Newman, 2002).

Der Miktionsablauf

Der Ablauf der Miktion ist ein komplexer Vorgang und in seinen Einzelheiten noch nicht vollständig erforscht. Voraussetzung für eine störungsfreie Miktion ist ein intaktes Nervensystem und Gehirn. Im Folgenden wird der Ablauf vereinfacht dargestellt.

Während der Füllungsphase dehnt sich die Blasenmuskulatur und es werden Dehnungsrezeptoren in der Blasenwand aktiviert. Der Reiz wird dann an das Miktionszentrum im Rückenmark übertragen, das sich im Sakralbereich S2 – S4 befindet und von dort aus weiter an das Gehirn übermittelt. Wenn sich in der

3. Einschätzung der Harninkontinenz

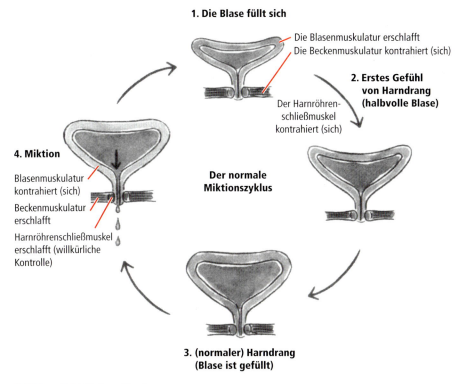

Abbildung 3-2 Miktionsablauf

Blase eine bestimmte Urinmenge angesammelt hat, entsteht das Gefühl des Harndrangs. Damit die Blasenfüllung kontrolliert erfolgen kann, werden vom Gehirn hemmende Impulse zurück gesendet, so wird eine reflexartige Entleerung der Harnblase verhindert.

Die kontrollierte Entleerung der Harnblase ist ein willentlich ausgelöster Prozess, der dann in der weiteren Abfolge reflektorisch verläuft. Wenn der geeignete Ort für die Ausscheidung erreicht ist, werden die hemmenden Impulse nicht mehr gesendet. Durch koordinierte Erschlaffung der Sphinkteren, des Beckenbodens und Kontraktion des Detrusors wird die Blase entleert (Gray, 2000).

3.3 Formen und Ursachen von Harninkontinenz

Die Kategorisierung des Phänomens Harninkontinenz ist aufgrund seiner vielfältigen Ursachen und begünstigenden Faktoren nicht einfach (**s. Tab. 3-1**, s. Kap. 1.1).

Am häufigsten verbreitet ist die Einteilung in Formen, die auf Veränderungen der Speicher- und Entleerungsfunktion der Harnblase basieren. Zudem können funktionelle Veränderungen (Kognition und Mobilität) wesentliche begünstigende oder auslösende Faktoren für Harninkontinenz sein. Beides kann auch zusammen in unterschiedlichen Ausprägungen auftreten.

Im Folgenden werden die verschiedenen Formen von Harninkontinenz näher beschrieben.

Tabelle 3-1 Ausgewählte Risikofaktoren für Harninkontinenz

Risikofaktor	Geschlechtsunabhängig	Frauen	Männer
Kognitive Einschränkungen	X		
Körperliche Einschränkungen	X		
Alter	X		
Erkrankungen z. B.: ■ Schlaganfall ■ Multiple Sklerose ■ Morbus Parkinson ■ Demenz ■ Diabetes mellitus	X		
Medikamente z. B. ■ Diuretika ■ Anticholinergika ■ Antihistaminika ■ Antidepressiva ■ Neuroleptika ■ Kalziumantagonisten ■ Opiate	X		
Harnwegsinfektion	X		
Obstipation		X	(X)
Belastung des Beckenbodens durch z. B. Schwangerschaft/ Entbindung, Adipositas		X	
Östrogenmangel		X	
Veränderungen der Prostata/ Operation der Prostata			X

[(x) = Mangel an wissenschaftlicher Beweiskraft] (Quelle: DNQP, 2007).

3.3.1
Harninkontinenz aufgrund von funktioneller Veränderungen

Funktionelle Inkontinenz

Nach NANDA (2003) wird als «Funktionelle Inkontinenz» die Unfähigkeit eines normalerweise kontinenten Menschen bezeichnet, die Toilette rechtzeitig zu erreichen, um so einen unfreiwilligen Urinabgang vermeiden zu können. Die Funktionelle Inkontinenz liegt nach Resnick (1995) dann vor, wenn aufgrund eingeschränkter Kognition und/oder eingeschränkter Mobilität der selbstständige Toilettengang erschwert ist bzw. nicht möglich ist, aber keine Störungen am Urogenitaltrakt vorliegen.

Ursachen für eine Funktionelle Inkontinenz

Wie aus der Definition hervorgeht, kann funktionelle Inkontinenz durch Probleme der Mobilität und der geistigen Fähigkeiten entstehen. Aber auch in der Umgebung können auslösende Faktoren liegen.

Ältere Menschen haben ein erhöhtes Risiko eine funktionelle Inkontinenz zu entwickeln, weil die dafür auslösenden Faktoren bei dieser Personengruppe häufig auftreten. Insbesondere bei dieser Inkontinenzform sind Pflegende gefordert, sorgfältig die Faktoren zu analysieren, die den selbstständigen Toilettengang behindern können.

Einschränkungen der Mobilität

Der Verlust bzw. Einschränkungen der Funktion der oberen und/oder unteren Extremitäten können den selbstständigen Toilettengang erheblich behindern. Bei Veränderungen der Funktion der unteren Extremität (z. B. nach einer Femurfraktur) kann die Toilette nicht bzw. nicht zur rechten Zeit erreicht werden, bei Funktionseinschränkungen der oberen Extremitäten (z. B. Arthritis an den Fingergelenken) können Probleme beim Entfernen der Kleidung auftreten. Beide Ursachen können zusammen in unterschiedlichen Ausprägungsgraden vorkommen. Da bei älteren Menschen aufgrund von physiologischen Veränderungen die Wahrnehmung für Blasenfüllung unvermittelt und mit starkem Harndrang einhergehen kann, müssen sie sich häufig per se beeilen, um die Toilette rechtzeitig zu erreichen. Liegen zu dem Einschränkungen der Mobilität vor, kann dies mit einer inkontinenten Ausscheidung einhergehen. Nach Pils et al. (2003) kann das Tragen von Hüftprotektoren bei Personen mit Mobilitätseinschränkungen und Harndrangproblemen eine negative Auswirkung auf die Kontinenz haben, wenn diese nicht schnell genug gelöst werden können.

Einschränkungen der Kognition

Eine intakte bzw. teilweise intakte Kognition ist eine der wichtigsten Voraussetzung für die Erhaltung der Kontinenz. Dazu gehört die Wahrnehmung für Blasenfüllung sowie die Kompetenz sich so zu «organisieren», dass die Ausscheidung an einem sozial akzeptierten Ort in der «richtigen» Reihenfolge durchgeführt werden kann. Kognitiv eingeschränkte Personen können diesbezüglich verschiedene Schwierigkeiten haben, wie z. B. das Körpersignal Harndrang als solches zu interpretieren, den sozial akzeptierten Ort aufzufinden, die Toilette in ihrer Funktion zu erkennen und sich an die korrekte Abfolge des Toilettengangs zu erinnern. Diese Störungen sind bei demenzkranken Personen sehr häufig und können sich unterschiedlich äußern: Die Ausscheidung wird in Zimmerecken oder in Behältnisse wie Abfalleimer verrichtet, wenn die Toilette nicht gefunden oder in ihrer Funktion erkannt wird. Manche reagieren auf das Körpersignal Harndrang mit Unruhe, nesteln an der Kleidung und neigen dazu wegzulaufen. Manche Betroffene entfernen bei Harndrang die Unterbekleidung sowie die Inkontinenzvorlage und urinieren ins Bett oder auf den Fußboden.

Einflüsse der Umgebung

Auch durch die Umgebung kann eine funktionelle Inkontinenz ausgelöst werden. Die Faktoren hierfür können zahlreich sein. Personen mit kognitiven Einschränkungen, die in eine veränderte Umgebung kommen (z. B. Krankenhausaufenthalt, Umzug in ein Pflegeheim), können aufgrund von Orientierungsproblemen die Toilette nicht rechtzeitig finden. Ein weiterer Grund kann sein, dass sie keine Hilfe erbitten können, weil sie den Umgang mit der Klingel nicht verstehen oder sich scheuen, Unterstützung in Anspruch zu nehmen. Die Ausstattung der Toilette sowie der Weg dahin, sind ebenfalls wichtige Faktoren. Lange Wege, unzureichende Orientierungshilfen, zu wenige Toiletten, schlechte Beleuchtung, fehlende Handgriffe, zu niedrige oder zu hohe angebrachte Toiletten oder zu enge Toilettenräume können den selbstständigen Toilettengang wesentlich beeinträchtigen. Aber auch ein mangelnder hygienischer Zustand der Toilette, zu kalte oder auch schlecht gelüftete Toiletten, können von negativem Einfluss sein.

Ein weiteres Hindernis für die Kontinenz der Patienten/Bewohner kann auf Seiten der betreuenden Teams liegen. Gemeint sind die Haltungen und Einstellungen der verantwortlichen Berufsgruppen zur Thematik. Dies betrifft alle Hierarchieebenen einer Einrichtung. Denn hieraus resultiert, welcher Stellenwert Kontinenzförderung einnimmt und welche Strategien ergriffen werden, um ein kontinenzförderndes Umfeld zu gestalten. Wenn z. B. die Haltung «Alt = inkontinent» oder «Inkontinenz ist ein unvermeidbares Alterschicksal» überwiegend dominiert, beeinflusst dies auch das Pflegehandeln. Häufig wird dann keine analytische Problemlösung gewählt und die Kompensation der Harninkontinenz mit Hilfsmitteln rückt in den Vordergrund.

3.3.2
Inkontinenz aufgrund von Speicher- und Entleerungsstörungen der Harnblase

Der Expertenstandard hat sich an der medizinischen Kategorisierung von Harninkontinenz, der Terminologie der International Continence Society, orientiert. Um Ursachen und Krankheitsprozesse zu erkennen, wurde diese Kategorisierung nach Symptomen, Befunden und urodynamischen Beobachtungen eingeteilt. Diese werden wie folgt definiert (Abrams et al., 2002):

- Symptome sind die subjektiven Beschwerden, die der Betroffene bzw. die Pflegeperson berichtet (z. B. Urinverlust beim Husten und Niesen).
- Befund ist die Objektivierung der geschilderten Symptome durch den Untersucher (z. B. der Arzt stellt den Urinverlust beim Husten oder Niesen durch eine Untersuchung fest).
- Urodynamische Beobachtung ist eine Befunderhebung mittels dieser diagnostischen Maßnahme. Beispielsweise Detrusorkontraktionen (Blasenkontraktionen) während einer Messsituation.

Bevor auf die Formen von Harninkontinenz eingegangen wird, werden häufig auftretende Symptome vorgestellt. Denn eine gute Beschreibung der Symptome ist wichtig, um das weitere diagnostische Vorgehen in die richtigen Bahnen zu lenken.

Häufige Symptome von Harninkontinenz in Anlehnung an die Terminologie der ICS sind (Abrams et al., 2002):

- Unfreiwilliger Urinverlust in Zusammenhang mit körperlicher Belastung, z. B. bei Husten und Niesen
- Unfreiwilliger Urinverlust mit Harndrang einhergehend
- Unfreiwilliger Urinverlust in Kombination mit Harndrang und bei körperlicher Anstrengung, wie z. B. Husten und Niesen
- Unfreiwilliger Urinverlust mit eingeschränktem/fehlendem Gefühl für Blasenfüllung, evtl. in Verbindung mit vegetativen Symptomen
- Pollakisurie (häufiges Wasserlassen)
- Nykturie (nächtliches Aufwachen durch Harndrang und anschließendes Wasserlassen)
- Verzögerter Beginn der Miktion
- Pressen beim Wasserlassen
- Ständiger Harnabgang
- Gefühl der nicht vollständig entleerten Blase
- Syndrom der überaktiven Blase: Harndrangsymptomatik mit oder ohne Inkontinenz, gewöhnlich einhergehend mit Pollakisurie und Nykturie
- Enuresis (Einnässen)
- Enuresis nocturna (nächtliches Einnässen)
- Urinverlust bei Geschlechtsverkehr.

Dranginkontinenz

Definition: Unfreiwilliger Urinverlust, der mit plötzlich auftretendem, nicht unterdrückbarem (imperativem) Harndrang verbunden ist.
Es gibt zahlreiche Ursachen, die eine Dranginkontinenz auslösen können.

Im Zusammenhang mit Ursachen der Harndranginkontinenz wird häufig der Begriff Detrusorüberaktivität (überaktiver Blasenmuskel) verwendet. Eine Detrusorüberaktivität ist definiert, als eine urodynamische Beobachtung einer unwillkürlichen Detrusorkontraktion während der Füllungsphase der Harnblase (Abrams et al., 2002). (Siehe auch S. 75). Dieser können neurogene (z. B. Erkrankungen des zentralen Nervensystems), nicht neurogene (z. B. anatomisch-physiologische Veränderungen des Blasenmuskels) und idiopathische Ursachen (z. B. Reizzustände der Blase oder Harnröhre ohne erkennbare Veränderungen) zugrunde liegen (Alloussi et al., 2004a). Detrusorüberaktivität geht mit einer verminderten Blasenkapazität und einer gesteigerten Blasensensibilität einher (Pfisterer et al., 2006). Typische Symptome, die auf eine Detrusorüberaktivität hinweisen können, sind Pollakisurie, Nykturie und Harndrangsymptomatik bzw. Harndranginkontinenz.

Eine Detrusorüberaktivität bei Schädigung des Rückenmarks (z. B. Querschnittslähmung, entzündliche Prozesse) geht in der Regel, je nach Schädigungsbild, ohne Wahrnehmung von Harndrang einher. Die Detrusorkontraktionen werden infolge von spinaler Reflexaktitivität oberhalb des zweiten Sakralsegments (S 2) ausgelöst, es kommt dabei zu einer reflexartigen Entleerung der Harnblase. Diese Form der Harninkontinenz wurde früher als Reflexinkontinenz bezeichnet. Die ICS hat diese Definition in der aktuellen Terminologie (Abrams et al., 2002) nicht übernommen.

Weitere Ursachen, die eine verstärkte Harndrangsymptomatik bis hin zur Inkontinenz begünstigen können, sind z. B. Harnwegsinfektion, Medikamente, Obstipation, Blasensteine, Blasentumore oder eine vergrößerte Prostata.

Harndrangsymptomatik bzw. -inkontinenz sind bei alten Menschen ein häufiges Problem. Ursachen sind Detrusorüberaktivität, verursacht durch Krankheiten

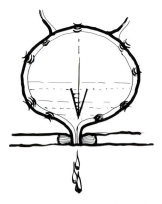

Abbildung 3-3 Drainageinkontinenz

wie Schlaganfall, häufig kombiniert mit funktionellen Einschränkungen. Auch Östrogenmangel kann in zunehmendem Alter mit verstärktem Harndrang einhergehen. Weitere typische Beschwerden bei Östrogenmangel sind Schmerzen beim Wasserlassen und Pollakisurie (Pfisterer et. al., 1998; Swaffield, 1999).

Harndranginkontinenz, häufiges und nächtliches Wasserlassen sind bei alten Personen mit einem erhöhten Sturzrisiko verbunden, da die Betroffenen eine inkontinente Ausscheidung vermeiden möchten, sich beeilen und auf dem Weg zur Toilette stürzen (Brown et al. 2000; Pils et al., 2003).

Die Menge des unfreiwilligen Urinverlusts bei einem inkontinenten Ereignis kann sehr unterschiedlich sein (wenige Tropfen bis hin zu weit über 100 ml). Personen, die unter einer «überaktiven Blase» leiden, entwickeln häufig, bedingt durch die Verunsicherung, Verhaltensmuster wie vorsorgliches Aufsuchen der Toilette und bewegen sich nur noch in Arealen, in denen sie die Lage der Toiletten genau kennen.

Stress(Belastungs)inkontinenz

Definition: Unfreiwilliger Urinverlust, der synchron mit körperlicher Belastung bei Erhöhung des intraabdominellen Druckes (z. B. Husten, Niesen, Lachen) einhergeht.

Diese Form der Harninkontinenz kommt häufig bei Frauen vor. Nicht selten werden bei dem Begriff Stress- oder Belastungsinkontinenz fälschlicherweise psychisch bedingte Stresssituationen assoziiert, die den Urinverlust herbeiführen. Bei dieser Form der Harninkontinenz geht es jedoch ausschließlich um die körperliche Belastung.

Hauptursachen sind Veränderungen der anatomischen Lage von Blase, Urethra und ihrer muskulären stützenden Strukturen (vornehmlich der Beckenboden). Diese können in verschiedenen Ausprägungsgraden vorliegen. Durch Erhöhung des intraabdominellen Druckes (z. B. bei einem Hustenstoß) kommt es zu einer Druckübertragung auf die Harnblase. Parallel wird reflektorisch durch die intraabdominelle Druckerhöhung der Beckenboden kontrahiert. Die Kontinenz

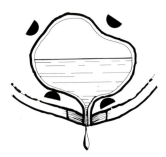

Abbildung 3-4 Stress(Belastungsinkontinenz)

bleibt erhalten, solange der Blaseninnendruck den Verschlussdruck des Harnröhrensphinkters nicht übersteigt. Demzufolge kommt es zum unwillkürlichen Urinabgang, wenn der Blaseninnendruck den Harnröhrenverschlussdruck übersteigt (Bayliss, 1999).

Häufige Ursachen für die weibliche Stressinkontinenz sind vorausgegangene Schädigungen des Beckenbodens durch Schwangerschaft, Entbindung und Übergewicht (Snooks et al., 1986; Swash et al., 1985).

Hauptursache für die männliche Stressinkontinenz ist eine Sphinkterschädigung in Zusammenhang mit Eingriffen an der Prostata (z. B. Prostatektomie, transurethrale Resektionen der Prostata).

Es werden drei Schweregrade von Stressinkontinenz nach Stamey unterschieden (Alloussi et al., 2004a):

I   Urinverlust beim Husten, Niesen und Lachen
II Urinverlust beim Gehen und Aufstehen
III Urinverlust im Liegen

Das Vorliegen der typischen Symptome von Stressinkontinenz muss nicht immer «automatisch» zu der Diagnose Stressinkontinenz führen. Es kann durchaus sein, dass durch die Erhöhung des intraabdominalen Druckes (z. B. beim Husten) eine Detrusorkontraktion ausgelöst wird, die etwas zeitversetzt zu einem inkontinenten Ereignis führt. In dieser Situation wird dann Harndrang empfunden, während bei der typischen Stressinkontinenz der Urinverlust ohne Harndrang und synchron mit dem Hustenstoß einhergeht (Bayliss, 1999).

Mischinkontinenz
Definition: Unfreiwilliger Urinverlust, der mit imperativem Harndrang und mit körperlicher Belastung einhergeht.

Von dieser Form der Inkontinenz sind häufig Frauen betroffen. Meist wurde die Stressinkontinenz in jüngeren Lebensjahren (z. B. durch Schwangerschaft/Geburt) erworben und in den späteren Lebensjahren stellt sich dann eine Harndranginkontinenz ein.

Inkontinenz bei chronischer Harnretention
Definition: Unfreiwilliger Urinverlust in Zusammenhang mit Restharnbildung.

Eine chronische Harnretention kann auch ohne Inkontinenz einhergehen. Der Begriff «Inkontinenz bei chronischer Harnretention» löst den früher verwendeten Begriff «Überlaufblase» ab. Im Vergleich zu einer akuten Harnretention (z. B. postoperativer Harnverhalt) ist die chronische Harnretention nicht schmerzhaft.

Pathosphysiologisch werden zwei Hauptursachen unterschieden: Schwäche der Kontraktionskraft des Blasenmuskels (Detrusorhypoaktivität) bis hin zum voll-

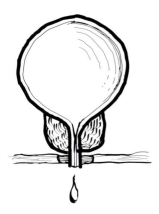
Abbildung 3-5 Chronische Harnretention

ständigen Funktionsverlust des Blasenmuskels (Detrusorakontraktilität) und obstruktive Veränderungen, die den Harnabfluss behindern (z. B. Vergrößerung der Prostata, Harnröhrenstriktur) (Alloussi et al., 2004a). Beide Störungen können auch gleichzeitig auftreten.

Es gibt verschiedene Ursachen, die eine detrusorbedingte Harnretention auslösen können. Zu den iatrogenen Ursachen zählen Medikamente mit detrusorschwächenden Nebenwirkungen (z. B. bestimmte Antidepressiva, zentralwirksame Analgetika, Neuroleptika). Neurologische Ursachen sind Erkrankungen oder Läsionen des zentralen Nervensystems (z. B: Querschnittslähmung) oder aufgrund einer Polyneuropathie als Spätfolge z. B. bei Diabetes mellitus. Häufig bestehen auch idiopathische Ursachen. (Ouslander, 1995; Doughty, 2000).

Symptome, die auf eine Harnretention/Blasenentleerungsstörung hinweisen können, sind verzögerter Start der Miktion, Nachträufeln von Urin nach der Miktion, Pressen beim Wasserlassen sowie ein schwacher Harnstrahl, häufiges Wasserlassen, Harndrang, Nykturie sowie das Empfinden einer nicht entleerten Blase.

Diese Form der Harnkontinenz kann die Gesundheit sehr bedrohen wie z. B. Nierenschädigungen durch einen evtl. Harnaufstau sowie Harnwegsinfektionen.

Merke: Die Symptome von Harndranginkontinenz und von Inkontinenz bei chronischer Harnretention können sehr ähnlich sein. Durch die Bestimmung des Restharns (siehe S. 64) kann die gefährliche Harnretention diagnostiziert bzw. ausgeschlossen werden.

Extraurethrale Inkontinenz
Hier liegt ein beobachtbarer, ständiger Urinverlust über andere Kanäle als die Harnröhre vor. Es liegen angeborene, z. B. ektop mündender Ureter bei Mädchen (Alloussi, et al., 2004a) und später erworbene anatomische Fehlbildungen, z. B. Blasen-Scheiden-Fistel, zugrunde (Alloussi et al., 2004b).

Unkategorisierbare Inkontinenz

Hier liegt ein beobachtbarer unfreiwilliger Urinverlust vor, der anhand von Symptomen und Befunden nicht eindeutig den anderen Kategorien zugeordnet werden kann.

Übersicht zu Formen von Harninkontinenz in Bezug auf Speicher- und Entleerungsstörungen der Harnblase (**s. Tab. 3-2**).

Tabelle 3-2 Harninkontinenz in Bezug auf Speicher- und Entleerungsstörungen der Harnblase

	Speicherstörung	**Entleerungsstörung**
Dranginkontinenz	X	
Stressinkontinenz	X	
Mischinkontinenz	X	
Chronische Harnretention		X
Extraurethrale Inkontinenz	X	X
Unkategorisierbare Inkontinenz	?	?

3.4
Die initiale und differenzierte Einschätzung von Harninkontinenz

Die Einschätzung wird in das initiale und in das differenzierte Assessment unterteilt. Beim initialen Assessment sollen die Personen identifiziert werden, die ein erhöhtes Risiko eine Harninkontinenz zu erwerben bzw. bereits Symptome von Harninkontinenz haben. Wenn Harninkontinenz festgestellt wurde, soll im nächsten Schritt die differenzierte Einschätzung erfolgen, um eine möglichst genaue Beschreibung und Bewertung des Kontinenzproblems zu erhalten.

3.4.1
Die initiale Einschätzung

Ziel der initialen Einschätzung ist, Patienten/Bewohner mit potentiellen oder bereits bestehenden Kontinenzproblemen zu identifizieren, um möglichst frühzeitig präventive oder therapeutische Angebote in die Wege leiten zu können.

Um dies zu erreichen, ist der Fokus auf personen- und umgebungsbedingte Risikofaktoren, die die Entstehung einer Harninkontinenz begünstigen können, gerichtet.

Nicht immer sind für Pflegende die Kontinenzprobleme von Patienten/Bewohnern offensichtlich, da diese oftmals schambedingt dazu neigen, Inkontinenz zu verbergen und aus diesem Grund keine professionelle Hilfe aufsuchen (s. Kap. 2). Deshalb liegt es auf Seiten der Professionellen, sensibel und strukturiert nach evtl. Kontinenzproblemen zu fragen.

Die Erfahrung hat gezeigt, dass Pflegende des Öfteren zögern, insbesondere jüngere Patienten nach evtl. Kontinenzproblemen zu fragen. Zum Beispiel kann ein(e) Patient(in) mit einem juvenilen Diabetes mellitus schon in mittleren Lebensjahren an einem Kontinenzproblem leiden. Im Expertenstandard werden deshalb nachfolgende Einstiegsfragen vorgeschlagen, um Patienten/Bewohner routinemäßig nach evtl. Problemen mit der Harnausscheidung zu befragen. Anhand dieser Fragen kann den Pflegenden der Gesprächseinstieg erleichtert werden, sie sollen dem jeweiligen Sprachniveau der Betroffenen angepasst werden.

- Verlieren Sie ungewollt Urin?
- Verlieren Sie Urin, wenn Sie husten, lachen oder sich körperlich betätigen?
- Verlieren Sie Urin auf dem Weg zur Toilette?
- Tragen Sie Vorlagen/Einlagen, um Urin aufzufangen?
- Verspüren Sie häufig (starken) Harndrang?
- Müssen Sie pressen, um Wasser zu lassen?

(DNQP, 2007)

Wenn Probleme mit der Harnkontinenz identifiziert sind, dann soll zur weiteren Objektivierung der Kontinenzsituation im nächsten Schritt die differenzierte Einschätzung erfolgen.

3.4.2
Die differenzierte Einschätzung

Die Instrumente und Methoden der differenzierten Einschätzung werden in diesem Kapitel vorgestellt.

3.4.2.1
Die Anamnese

Es gibt verschiedene Möglichkeiten, um differenzierte Informationen zur Kontinenzstörung zu erhalten. Allen voran geht zunächst das persönliche Gespräch mit den Betroffenen und diese nach den oben genannten Kriterien zu fragen. Die Einbindung von Angehörigen ist immer mit dem Betroffenen abzustimmen.

Eine weitere Methode, um wertvolle Informationen zu erhalten ist die Beobachtung. Dies ist insbesondere bei Betroffenen mit kognitiven Einschränkungen erforderlich. Hier ist das Augenmerk auf die Kompetenzen der Toilettenbenutzung zu richten sowie den Zeitaufwand beim Toilettengang. Ebenfalls ist es wichtig, das verbale und nonverbale Kommunikationsverhalten zu beobachten. Beispielsweise können Unruhe, Aufregung individuelle Äußerungsformen bei dem

Patient/Bewohner Zeichen für Harndrang sein. Die Anamnese sollte unter folgenden Kriterien durchgeführt werden:

- Dauer des Problems und mögliche Ursachen
- Erscheinungsbild der Harninkontinenz
- Relevante erfolgte Therapie
- Aktuelle Medikation
- Trinkverhalten/Trinkgewohnheiten
- Stuhlgewohnheiten
- Art und Anzahl der eingesetzten Hilfsmittel
- Erwartungen des Betroffenen an die Therapie
- Kognitive Einflussfaktoren auf die Kontinenzsituation
- Einflussfaktoren durch veränderte Mobilität auf die Kontinenzsituation
- Einflussfaktoren der Umgebung auf die Kontinenzsituation
- Psychosoziale Auswirkungen und Leidensdruck

Dauer des Problems und mögliche Ursachen

Viele von Inkontinenz betroffene Menschen leiden oftmals jahrelang unter dem Problem, ohne professionelle Hilfe aufzusuchen. Zu erheben ist, wie lange das Problem besteht und in welchem Zusammenhang es aufgetreten ist, wie z. B. durch Schwangerschaft/Geburt, Schlaganfall, Operationen wie z. B. Uterusentfernung, Eingriffe an der Prostata. Welche Ansichten hat der Betroffene über die Entstehung seines Problems? Wurde das Kontinenzproblem im Laufe der Zeit schlechter und welche möglichen Gründe können dafür vorliegen? So können z. B. rezidivierende Harnwegsinfekte oder zunehmende Einschränkungen der Mobilität Ursachen für eine Verschlechterung sein.

Auch wenn anhand der Fachliteratur keine gesicherten Angaben vorliegen, kann Harninkontinenz bei Frauen eine Folge von sexueller Gewalteinwirkung sein. Manche ältere Patientinnen berichten eher zweideutig von «schweren Zeiten» während des Zweiten Weltkrieges im Zusammenhang mit der Entstehung ihres Kontinenzproblems. Hier ist seitens der Professionellen viel Feingefühl und Erfahrung in der Gesprächsführung erforderlich, um zu entscheiden, welcher «Tiefgang» des Gesprächs der Situation angemessen ist.

Erscheinungsbild der Harninkontinenz

Welche Symptome liegen vor und in welcher Intensität? Zum Beispiel ist zu erfragen, wie lange der Betroffene den Harndrang hinauszögern kann, nach dem er ihn verspürt hat. Muss er unmittelbar danach die Toilette aufsuchen oder hat er mehr Zeit? In welchen Situationen kommt es zum Urinverlust (z. B. beim Einkaufen, in psychischen Belastungssituationen)? Gibt es hier Tag-/Nachtunterschiede? Welche Symptome belasten am meisten und welche Auswirkungen haben diese auf die Lebensführung? (z. B. Vermeiden von sozialen Aktivitäten).

Relevante erfolgte Therapie
Welche Maßnahmen oder Strategien sind bereits erfolgt? Nicht selten haben Betroffene bereits positive und negative Erfahrungen mit verschiedenen Therapieverfahren hinter sich und daher ist es wichtig, diese in der chronologischen Folge zu erheben, um einerseits den bisherigen Verlauf bewerten zu können und andererseits keine Doppeluntersuchungen zu initiieren. Zu dem können hier erste Hinweise auf persönliche Vorlieben im Hinblick auf spätere Therapieangebote gesammelt werden.

Aktuelle Medikation
Insbesondere ältere und chronisch kranke Menschen nehmen mehrere Medikamente ein. Es gilt (interdisziplinär) zu analysieren, ob Wirkstoffe eingenommen werden, die einen negativen Einfluss auf die Kontinenz haben können (z. B. kann ein Diuretikum eine Harndranginkontinenz begünstigen; Schlafmittel oder zentralwirksame Schmerzmittel können die Wahrnehmung für Harndrang beeinträchtigen).

Trinkverhalten/Trinkgewohnheiten
Hier soll nach der Trinkmenge und der Art der Getränke gefragt werden. Verschiedene Getränke wie z. B. koffeinhaltige Getränke und auch zitrussäurehaltige können Einfluss auf die Harndrangsymptomatik haben. Welche individuellen Erfahrungen liegen hierzu vor? Manche Betroffene berichten auch, dass rote Früchtetees, scharf gewürzte Speisen verstärkten Harndrang auslösen. Wie ist die Trinkmenge über den Tag verteilt (eher gleichmäßig, eher gegen Abend)? Beispielsweise kann, wenn der Großteil der Trinkmenge an späten Nachmittag oder Abend erfolgt, vermehrtes nächtliches Wasserlassen begünstigt werden.

Stuhlgewohnheiten
Obstipation ist ein Risikofaktor für Harnkontinenz. Zu erheben sind hier die Stuhlfrequenz in der Woche, Stuhlkonsistenz, Probleme bei der Defäkation wie z. B. starkes Pressen.
Obstipation bzw. ein mit Kotmassen gefüllter Enddarm (oftmals auch Kotsteine) kann auf die Blase «drücken» und so verstärkten Harndrang auslösen sowie auch ein Faktor für eine Blasenentleerungsstörung sein.

Eingesetzte Hilfsmittel
Welche und wie viele Hilfsmittel werden zur Kompensation der Harninkontinenz eingesetzt? Werden die Hilfsmittel verordnet oder werden sie selbst finanziert? Nicht selten erfolgt aus Gründen von Scham und unzureichender Information eine Selbstversorgung mit minderwertigen Produkten wie z. B. Toilettenpapier, Handtücher oder diversen Produkten aus dem Bereich der Monatshygiene. In diesem Zusammenhang sollte auch nach evtl. Hautproblemen wie Rötungen oder Allergien gefragt werden.

Einschätzung von krankheits- und altersbedingten Risikofaktoren

Insbesondere behinderte, kranke und alte Personen können durch körperliche und geistige Veränderungen eine Inkontinenz entwickeln. Deshalb sollen bei dieser Gruppe kontinenzrelevante körperliche und kognitive Fähigkeiten, die Umgebungsfaktoren und die sozialen Faktoren differenziert betrachtet werden (siehe auch Funktionelle Inkontinenz Kap. 3.3.1). Zudem sollte der Beobachtungsfokus auf die Selbstpflegekompetenzen und den Grad der Abhängigkeiten im Bereich der Aktivitäten des täglichen Lebens und der Alltagskompetenzen (z. B. Einkaufen, Kochen, Telefonieren) im Allgemeinen gerichtet sein, um einen Gesamteindruck zur Situation der Betroffenen zu erhalten (Newman, 2002).

Körperliche Einflussfaktoren

Die hierfür erforderlichen Informationen lassen sich durch Befragung und/oder durch Begleitung beim Toilettengang gewinnen. Der Fokus ist hierbei auf die Gehfähigkeit gerichtet, die Balance, die Transferfähigkeiten zur Toilette, der Umgang mit eingesetzten Hilfsmittel (Gehhilfen, Toilettenhilfen). Zu erfassen sind die Beweglichkeit und Kraft der Arme, die Fingerfertigkeit (z. B. Knöpfe öffnen) und die Fähigkeit der Toilettenbenutzung (z. B. Probleme beim Sitzen auf der Toilette, Umgang mit dem Toilettenpapier). Ein weiterer wichtiger Faktor ist die Einschätzung des Sehvermögens und damit verbundene Auswirkungen auf den selbstständigen Toilettengang. Hier können vorhandene Assessmentinstrumente (z. B. FIM: Functional Independence Measure) genutzt werden.

Kognitive Einflussfaktoren

Aufgrund von Einschränkungen der Kognition kann der Ablauf beim Verrichten der Ausscheidung gestört sein. Die Aufmerksamkeit ist hier auf folgende Fähigkeiten gerichtet:

- Werden Körpersignale wie Harndrang richtig interpretiert?
- Kann die Person die Toilette auffinden und den Toilettengang folgerichtig durchführen?
- Kann der Toilettengang nur unter Anleitung vollzogen werden bzw. können die Anleitungen umgesetzt werden?

Einflussfaktoren der Umgebung

Hier ist das Augenmerk auf die Distanz und evtl. Hindernisse auf dem Weg zur Toilette gerichtet. Gibt es Treppen, die den Zugang zur Toilette erschweren, genügend Handläufe, Orientierungshilfen, sind die Lichtverhältnisse ausreichend? Die Ausstattung des Toilettenraumes ist unter dem Aspekt der weit möglichst selbstständigen Nutzbarkeit zu analysieren. Besondere Aufmerksamkeit soll der Verrichtung der Ausscheidung in der Nacht gewidmet werden. Kann die betroffene Person sicher aus dem Bett kommen, welche Hilfsmittel werden bereits eingesetzt, ist personelle Unterstützung z. B. durch den Ehepartner erforderlich?

Psychosoziale Auswirkungen und Leidensdruck

Bei vielen von Inkontinenz betroffenen Personen gibt es erhebliche Auswirkungen auf die Lebensführung. Schambedingt werden häufig unterschiedliche Strategien ergriffen, um das Problem zu verheimlichen und zu beherrschen (siehe Kap. 2). Ziel ist es einen Eindruck vom Ausmaß des Leidensdruckes der Betroffenen zu erhalten. Welche Auswirkungen hat das Problem auf die Partnerschaft, die Familie und andere soziale Kontakte? Ist zur Aufrechterhaltung der Kontinenz (z. B. Unterstützung beim Toilettengang) oder im Management der Inkontinenz personelle Unterstützung erforderlich und wie sind die Belastungen der stützenden sozialen Strukturen?

Erwartungen an die Therapie

Ebenfalls von Bedeutung ist, die Erwartungen, die Vorerfahrungen und die Motivation der betroffenen Person an die Therapie zu erfragen, um das weitere Vorgehen gezielt zu steuern. Es kann sein, dass der Patient/Bewohner zunächst «nur» an einer Hilfsmittelberatung und -verordnung interessiert ist und keine umfassende Problemanalyse wünscht.

3.4.2.2
Ausschluss einer Harnwegsinfektion

Wie im bereits aufgezeigt, kann eine akute Harnwegsinfektion ein Grund für eine Harninkontinenz sein und sollte daher abgeklärt werden. Gemeinsam mit dem behandelnden Arzt ist zu entscheiden, welche Methode (z. B. Harnstreifentest oder mikroskopische Analyse) angewendet wird (DEGAM, 2004).

Symptome, die auf eine Harnwegsinfektion hinweisen sind: Brennen beim Wasserlassen, häufiges Wasserlassen (Pollakisurie), ständiger Harndrang und auffällig riechender Urin. Ein akuter Harnwegsinfekt kann auch mit Temperaturerhöhung/Fieber einhergehen.

3.4.2.3
Körperliche Untersuchung/Beobachtung

Zur körperlichen Untersuchung zählen die Erhebung des Gewichts und die Beobachtung der äußeren Genitale. Dies kann beispielsweise bei der Inspektion der Haut (zur Kontrolle von Druckgeschwüren) mit erfolgen.

Der Fokus ist hierbei auf Veränderungen durch Fehlbildungen, Traumata (z. B. Genitalverstümmelungen) oder vorangegangene Eingriffe bzw. Operationen gerichtet (z. B. ein schlecht verheilter Dammriss, durch eine Entbindung hervorgerufen).

Bei Frauen kann Harninkontinenz zudem durch Senkung der Beckenorgane verursacht werden, z. B. durch Hervortreten des Uterus. Polypen und Östrogenmangel können weitere Ursachen sein. Letzteres zeigt sich in trockener, geröteter, irritierter Genitalschleimhaut und die Betroffenen klagen häufig über Juckreiz oder Trockenheitsgefühl (Pandit und Ouslander, 1997; Shull et al., 2002). Frauen, die an Östrogenmangelsymptomen leiden, verwenden manchmal diverse Hautpflegecremes oder so genannte Wundsalben, um sich im Intimbereich Linderung zu verschaffen. Wenn Pflegende dies beobachten, sollte die Patientin/Bewohnerin behutsam nach den Gründen gefragt werden.

3.4.2.4
Bestimmung des Restharns

Kann die Blase nicht vollständig entleert werden, bildet sich Restharn. Die Folgen können Infektionen oder Nierenschädigungen sein. Bei der Restharnmessung soll eine Harnretention bzw. eine Blasenentleerungsstörung ausgeschlossen werden (s. Kap. 3.3.2). Dies ist wichtig, um den Patienten nicht durch eine unangebrachte Therapieform zu schädigen. Die Bestimmung des Restharns soll spätestens zehn Minuten nach der Blasenentleerung durchgeführt werden.

Die Messung des Restharns sollte sonografisch erfolgen, da diese Methode gegenüber dem Einmalkatheterismus, wesentlich schonender ist. Genutzt werden können zur Restharnmessung kleine tragbare Ultraschallgeräte, die auch von Pflegenden eingesetzt werden können (s. Abb. 3-6).

Hierzu liegen mehrfach positive Erfahrungen in verschiedenen Settings, auch in Einrichtungen der stationären Altenhilfe, vor. Dennoch sollte in der Einrichtung abgeklärt werden, ob die Restharnmessung in den ärztlichen oder pflegerischen Aufgabenbereich gehört.

In Expertenkreisen wird davon ausgegangen, dass bei einer Restharnmessung von über 100 bis 200 ml von einem pathologischen Restharnvolumen ausgegangen werden muss (Smith, 1997; Fonda et al., 2002).

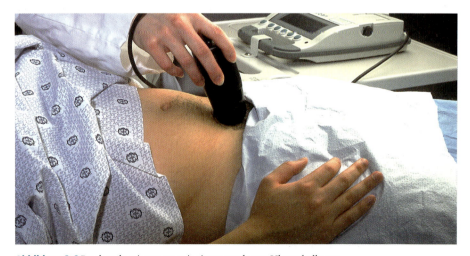

Abbildung 3-6 Restharnbestimmung mit einem tragbaren Ultraschallgerät

Bei der Interpretation von erhöhten Restharnmengen sind stets die Umstände des Wasserlassens zu berücksichtigen. Zum Beispiel die Position des Wasserlassens (Frauen setzen sich häufig nicht gerne auf fremde Toiletten und entleeren möglicherweise deshalb die Blase unvollständig) oder eine evtl. Nervosität bedingt durch die Messsituation.

3.4.2.5
Miktionsprotokoll

Das Miktionsprotokoll oder Toilettentagebuch ist ein wichtiges und verlässliches Instrument zur Objektivierung der Harninkontinenz, zur Auswahl der kontinenzfördernden Maßnahmen sowie zur Evaluation (Diokno et al., 1987; Burgio et al., 1994). Die Dokumentation erfolgt auf einem strukturierten Formular und kann in Selbst- oder Fremdeinschätzung durchgeführt werden.

Durch den Einsatz eines Miktionsprotokolls ist es möglich, die individuellen Ausscheidungsmuster abzubilden. Je nach Problemstellung sollen folgende Informationen ermittelt werden (Larsen und Victor, 1992):

- Anzahl und das Volumen der Miktionen
- Häufigkeit der inkontinenten Ereignisse
- Ersuchen um Hilfestellung bei der Ausscheidung
- Art und Menge der eingesetzten Hilfsmittel und Hilfspersonen
- Trinkgewohnheiten (Menge, Zeitpunkt der Flüssigkeitsaufnahme, Art der Getränke)
- Tag- Nachtunterschiede des Ausscheidungsmusters und des Hilfebedarfs
- Situative Umstände, die mit unfreiwilligen Urinverlust verbunden sind (z. B. Harndrang, Husten, Niesen)

Die Struktur, die Symbole des Erhebungsformulars sowie die zu erfassenden Informationen sollen der Zielgruppe angepasst sein. So ist es naheliegend, dass das Miktionsprotokoll bei einer jungen Frau mit Kontinenzproblemen nach einer Entbindung andere Anforderungen erfüllen muss, als bei einer demenzkranken Pflegeheimbewohnerin (DNQP, 2007).

In **Abbildung 3-7** ist die Struktur eines Miktionsprotokolls für pflegeabhängige Personen dargestellt (Pfisterer et al., 2000).

Die Dokumentation erfolgt durch Fremdeinschätzung. Im Formblatt dieser Einrichtung ist eine stündliche Einteilung vorgegeben. Zur Einschätzung des Ausprägungsgrades des inkontinenten Ereignisses sind zwei Aussagen vorgesehen: «geringe Menge» und «große Menge». Dies hat eine große subjektive Bandbreite und ist bei der Interpretation zu klären. Die Art und die Menge der eingesetzten Inkontinenzvorlagen können hier eine wichtige Orientierung geben. Das Ersuchen zur Unterstützung bei Ausscheidung kann ebenfalls dokumentiert werden.

Miktionsprotokoll

Bitte Zutreffendes wie folgt markieren :

= inkontinent, geringe Menge | = trocken | =meldet sich

= inkontinent, große Menge | = Wasser gelassen | = wird aufgefordert

Name:__________ Zimmer-Nr:______ Datum______

Zeit	Nass	Trocken	Wasser gelassen	meldet sich	auf-gefordert	Trinkmenge (ml) eingesch.	getr.	Bemerkungen (z.B. Toilettenstuhl)	HZ
7.00	• ●	✧	ml						
8.00	• ●	✧	ml						
9.00	• ●	✧	ml						
10.00	• ●	✧	ml						
11.00	• ●	✧	ml						
12.00	• ●	✧	ml						
13.00	• ●	✧	ml						
14.00	• ●	✧	ml						
15.00	• ●	✧	ml						
16.00	• ●	✧	ml						
17.00	• ●	✧	ml						
18.00	• ●	✧	ml						
19.00	• ●	✧	ml						
20.00	• ●	✧	ml						
21.00	• ●	✧	ml						
22.00	• ●	✧	ml						
23.00	• ●	✧	ml						
24.00	• ●	✧	ml						
1.00	• ●	✧	ml						
2.00	• ●	✧	ml						
3.00	• ●	✧	ml						
4.00	• ●	✧	ml						
5.00	• ●	✧	ml						
6.00	• ●	✧	ml						
Summe									

Abbildung 3-7 Miktionsprotokoll zur Fremdeinschätzung

In der Spalte «Bemerkungen» ist Raum für z. B. eingesetzte Hilfen, Wechseln des Inkontinenzprodukts oder situative Besonderheiten vorgesehen.

In **Abbildung 3-8** wurde auf die Zeiteinteilung verzichtet, so dass genauere Angaben möglich sind. Die Erfassung der «Art der Getränke» sowie das Gefühl des «Harndrangs» sind vorgesehen. Die Einschätzung des inkontinenten Urinverlusts ist in vier Ausprägungsgraden möglich (kleine Menge; mittlere Menge; große Menge; Kleidung nass). In der letzten Spalte können die situativen Bedingungen im Zusammenhang mit dem inkontinenten Ereignis dokumentiert werden.

Dem Miktionsprotokoll wird eine therapeutische Wirkung zugesprochen, da die betroffenen Personen ihr Toilettenverhalten erkennen und korrigieren (Locher et al., 2001; Schultz-Lampel, 2003). In der Fachliteratur wird der Protokollierungszeitraum unterschiedlich diskutiert (2 bis 14 Tage). Die Expertenarbeitsgruppe des Nationalen Expertenstandards empfiehlt einen Zeitraum von drei bis fünf Tagen.

3. Einschätzung der Harninkontinenz

Miktionsprotokoll A
Selbsteinschätzung

Name:
Zeitraum:

Bitte zutreffendes ankreuzen + eintragen

Uhrzeit	Getränke		Harn-drang	Toiletten-gang	nasse Vorlage	Urinmenge ml	Ungewollter Urinverlust aus welchen Gründen? (z.B. Husten/Aufregung oder auch sportliche Aktivitäten u.a.)
	Art	Menge (ml)					

Art und Größe der Vorlage:

Notizen:

nasse Vorlage:
X = kleine Menge
XX = mittlere Menge
XXX = große Menge
KN = Kleidung nass

Abbildung 3-8
Miktionsprotokoll zur Selbsteinschätzung

> **Merke:** Der Einsatz eines Miktionsprotokolls soll gerechtfertigt sein und nur dann erfolgen, wenn aus den Ergebnissen Konsequenzen erwartet werden. Es macht wenig Sinn z. B. bei Betroffenen mit einer offenkundig ungünstigen Prognose ein Miktionsprotokoll zu führen.

Bevor ein Miktionsprotokoll geführt wird ist es ratsam zu bedenken ob evtl. eine Harnwegsinfektion vorliegen könnte. Dies spart Zeit und Energie, denn ein Miktionsprotokoll bei vorliegendem Harnwegsinfekt ist nicht aufschlussreich in Bezug auf das weitere Vorgehen.

Häufig wird von Pflegenden die Frage gestellt, wie ein aussagekräftiges Miktionsprotokoll zu erstellen sei, wenn die Betroffenen aufgrund kognitiver Einschränkung sich nicht melden und deshalb keine Informationen gesammelt werden können. Hier ist zu empfehlen, den Betroffenen in einem Intervall z. B. zwei oder drei Stunden einen Toilettengang anzubieten, ggf. die Vorlagen zu überprüfen und das jeweilige Verhalten des Patienten/Bewohners zu dokumentieren.

Schulungen zur Bedeutung und in der Handhabung sind wichtig, um ein aussagekräftiges Miktionsprotokoll zu erhalten. Hierzu gehört auch der diskrete Umgang mit dem Protokoll, da es Scham auslösen kann, wenn es im Zimmer oder in der Toilette für Mitbewohner oder Mitpatienten sichtbar ist (Winder, 1999).

Auch Betroffene, die ein Miktionsprotokoll selbst ausfüllen, sind entsprechend zu instruieren. Dazu gehören auch Informationen wie der Urin abgemessen werden soll (z. B. Messbecher, Toilettenstuhl).

Miktionsprotokoll – Beispiele

Beispiel 1 (Abb. 3-9)
Frau A. ist 78 Jahre alt und hat einen Schlaganfall erlitten. Seitdem besteht das Kontinenzproblem.

Abbildung 3-9
Miktionsprotokoll zur Fremdeinschätzung

3. Einschätzung der Harninkontinenz

Auswertung des Protokolls: Frau A. meldet sich am Tag überwiegend zum Wasserlassen, in der Nacht hingegen nicht. Immer, wenn sie sich meldet bzw. aufgefordert wird, hat sie bereits kleinere und auch größere Mengen eingenässt. Es liegt keine kontinente Ausscheidung vor. Die gemessenen Miktionsvolumina liegen zwischen 50 und 200 ml. Die gemessene Urinausscheidung beträgt 1075 ml in 24 Stunden bei einer Trinkmenge von 1,5 Liter. Es werden Toilettenhilfen wie Toilettenstuhl und in der Nacht das Steckbecken eingesetzt. Das Bett wurde einmal nass.

Bestehender Klärungsbedarf zur Interpretation dieses Miktionsprotokolls:
Frau A. meldet sich nahezu immer am Tag zum Wasserlassen. Es ist wichtig, die Zeitspanne vom Auftreten des Harndrangs bis zum inkontinenten Ereignis zu kennen. Erfolgte die Hilfestellung prompt oder gab es «längere» Wartezeiten? Welcher Typ der aufsaugenden kompensierenden Inkontinenzhilfsmittel wurde eingesetzt?

Miktionsprotokoll A
Selbsteinschätzung

Name: Frau V.
Zeitraum: 24.06.07

Bitte zutreffendes ankreuzen + eintragen

Uhrzeit	Getränke Art	Getränke Menge (ml)	Harndrang	Toilettengang	nasse Vorlage	Urinmenge ml	Ungewollter Urinverlust aus welchen Gründen? (z.B. Husten/Aufregung oder auch sportliche Aktivitäten u.a.)
7.15			X	X	X	150	
8.00	Kaffee	250					
8.30			X	X	X	150	
9.15					X	80	
10.00	Wasser	100					
10.30			X	X	X	150	
11.00	Wasser	150					
11.15			X	X	X	75	
12.15				X	X	100	
12.30	Suppe	200					
13.00			X	X	X	50	
13.30	Tee	100					
14.00			X	X		100	
15.00	Wasser	50					
16.00				X		50	
17.00			X		XX		im Supermarkt
18.00	Wasser	100		X		50	
19.00	Wasser	50					
20.15			X	X		100	
22.00				X		50	
3.00	Wasser	50	X	X	X	100	
4.45			X	X		100	

Art und Größe der Vorlage: mittlere Größe von Typ XY

Notizen: 6 Vorlagen eingesetzt.

nasse Vorlage:
X = kleine Menge
XX = mittlere Menge
XXX = große Menge
KN = Kleidung nass

Abbildung 3-10
Miktionsprotokoll zur Selbsteinschätzung

> *Beispiel 2* (**Abb 3-10**)
> Frau V. ist 65 Jahre, lebt zuhause und leidet seit vielen Monaten an Harninkontinenz. Sie hat an fünf aufeinanderfolgenden Tagen ein Toilettentagebuch/Miktionsprotokoll geführt. Auswertung der Protokolle: Alle fünf Miktionsprotokolle zeigen ein ähnliches Muster. Der unfreiwillige Urinverlust ging stets mit Harndrang, einher. Frau V. hatte 14 Miktionen, davon hat sie dreimal die Toilette ohne das Gefühl «Harndrang» aufgesucht. Sie hatte sieben inkontinente Ausscheidungen, nach ihrer Einschätzung meist kleine Mengen und verbrauchte sechs klebbare Inkontinenzvorlagen, mit einer Saugstärke von etwa 200 ml. Frau V. hat in 24 Stunden 1050 ml getrunken, gleichmäßig verteilt. Die gemessene Urinausscheidung beträgt etwa 1300 ml.
>
> Bestehender Klärungsbedarf zur Interpretation dieses Miktionsprotokolls: Es besteht eine Diskrepanz von Trinkmenge und Ausscheidung. Hier ist nachzufragen, ob evtl. vergessen wurde, alles zu dokumentieren oder ob sie evtl. viel Obst gegessen hat.

3.4.2.6
24-Stunden-Vorlagengewichtstest

Durch den Vorlagengewichtstest kann die Menge des inkontinenten Urinverlusts ermittelt werden. Dieser ergibt sich aus der Differenz des Gewichts der gebrauchten Inkontinenzvorlage und dem Gewicht der ungebrauchten Vorlage. Meist werden die Vorlagen bis zum Messzeitpunkt in einer Plastiktüte gesammelt (Hellström et al., 1994). Bei korrekter Anwendung gilt dies als eine zuverlässige Methode zur Einschätzung der Harninkontinenz. Das Wiegen der Inkontinenzvorlage ist eine wertvolle Ergänzung zum Miktionsprotokoll, um den Schweregrad der Inkontinenz zu konkretisieren.

Der Vorlagengewichtstest kann neben der Situationseinschätzung eingesetzt werden, um die Saugstärke und die Anzahl der Inkontinenzvorlagen zu bestimmen. In der alltagspraktischen Anwendung dieser Methode können die Inkontinenzvorlagen vom Tag und von der Nacht getrennt gewogen werden. Dies kann sehr hilfreich sein, um z. B. die Vorlagenversorgung zu optimieren oder auch um weitere therapeutische Schritte einzuleiten bzw. einen Therapieverlauf zu evaluieren (z. B. diuretische Therapie bei Herzinsuffizienz).

> **Merke:** Der 24-Stunden-Vorlagengewichtstest ist ein Parameter für den Schweregrad des ungewollten Urinverlusts.

3.4.3
Die Kontinenzprofile

Die Kontinenzprofile wurden von der Expertenarbeitsgruppe entwickelt, um den Pflegenden bei der Beschreibung der Ausgangssituation, beim Festlegen der Ziele und bei der Auswahl der kontinenzfördernden Maßnahmen eine Hilfestellung zu geben. Sie sind als Beschreibungskategorien zu verstehen, in die die Ergebnisse der differenzierten Einschätzung der Kontinenzsituation eingeordnet werden können. Da der Kontinenzstatus Tag-/Nachtunterschiede aufweisen kann, wird empfohlen eine evtl. getrennte Zuordnung vorzunehmen.

> *Merke:* Die Kontinenzprofile können in allen Phasen des Pflegeprozesses eingesetzt werden.

Die Entwicklung der Kontinenzprofile wurde maßgeblich durch die Arbeiten von Fonda (1990) und Palmer et al. (1996) inspiriert (Hayder, 2007). Diese haben bereits den Status Kontinenz und Inkontinenz nach Abhängigkeit bzw. Unabhän-

Tabelle 3-3 Die Kontinenzprofile (DNQP, 2007)

Profil	Merkmal	Beispiel
Kontinenz	Kein unwillkürlicher Harnverlust Keine personelle Hilfe notwendig Keine Hilfsmittel	
Unabhängig erreichte Kontinenz	Kein unwillkürlicher Harnverlust Keine personelle Unterstützung notwendig Selbstständige Durchführung von Maßnahmen	z. B. Patienten/Bewohner, die durch eigenständige Medikamenteneinnahme, eigenständigen Gebrauch von mobilen Toilettenhilfen, intermittierenden Selbst-Katheterismus oder Durchführung von Trainingsmaßnahmen (z. B. Blasentraining) keinen unwillkürlichen Urinverlust haben.
Abhängig erreichte Kontinenz	Kein unwillkürlicher Harnverlust Personelle Unterstützung bei der Durchführung von Maßnahmen notwendig	z. B. Patienten und Bewohner mit begleiteten Toilettengängen zu individuellen/festgelegten Zeiten oder bei denen ein Fremd-Katheterismus durchgeführt wird.
Unabhängig kompensierte Inkontinenz	Unwillkürlicher Harnverlust Keine personelle Unterstützung bei der Versorgung mit Hilfsmitteln notwendig	Es kommt zu einem unwillkürlichen Harnverlust, aber der Umgang mit Inkontinenz-Hilfsmitteln (aufsaugende Hilfsmittel, Kondomurinal, Umgang mit Blasenverweilkatheter) erfolgt selbstständig.
Abhängig kompensierte Inkontinenz	Unwillkürlicher Harnverlust Personelle Unterstützung bei der Inkontinenzversorgung ist notwendig	Kompensierende Maßnahmen werden von einer anderen Person übernommen.
Nicht kompensierte Inkontinenz	Unwillkürlicher Harnverlust Personelle Unterstützung und therapeutische bzw. Versorgungsmaßnahmen werden nicht in Anspruch genommen	Dieses Profil trifft beispielsweise auf Betroffene zu, die nicht über ihre Inkontinenz sprechen wollen und deshalb keine personelle Hilfe oder Hilfsmittel in Anspruch nehmen bzw. aufgrund kognitiver Erkrankungen nicht akzeptieren.

gigkeit von Hilfspersonen eingeteilt. Da es zu den originären Pflegeaufgaben gehört, eine weitest mögliche Unabhängigkeit der Patienten/Bewohner zu den Aktivitäten des täglichen Lebens zu erhalten bzw. zu erreichen, hat die Expertenarbeitsgruppe die Einteilung von Palmer und Fonda weiterentwickelt, da eine erfolgreiche Kontinenzförderung nur auf der Basis der Fähigkeiten und Abhängigkeiten gelingen kann. Weitere Gründe für die Entwicklung der Kontinenzprofile war die Tatsache, dass die Diagnosestellung nach der Terminologie der ICS hierzulande Domäne der Medizin ist und wiederum medizinische Diagnosen in der Regel nicht die Pflegeprobleme bzw. den -bedarf ausdrücken. Des Weiteren wurden im Kontext zu Umsetzungsbarrieren von kontinenzfördernden Programmen von der Expertenarbeitsgruppe verschiedene Studien gesichtet. So ist es nach Cheater et al. (1993) ein wesentlicher Hinderungsgrund, dass Pflegenden häufig konkrete Ergebniskriterien fehlen und sie deshalb den Erfolg von kontinenzfördernden Maßnahmen nicht evaluieren können.

Das Stufenmodell (**Abb. 3-11**) soll eine Hilfestellung zur realistischen Zielsetzung bei der Kontinenzförderung sein. Ziel aller Bestrebungen ist es, dass die Patienten/Bewohner auf der oberen Stufe bleiben bzw. diese wieder erreichen. Wenn das nicht möglich ist, dann soll den individuellen Fähigkeiten entsprechend, die bestmögliche Stufe erreicht bzw. erhalten werden.

> **Fallbeispiele**
> Frau A., 78 Jahre, hat vor einer Woche eine Totalendoprothese (TEP) der Hüfte nach einer Femurfraktur erhalten. Tagsüber geht Frau A. selbstständig auf Toilette. In der Nacht meldet sie sich immer und braucht personelle Unterstützung bei der Ausscheidung. Zudem wird ein Toilettenstuhl eingesetzt. Einordnung in die Kontinenzprofile: Am Tag «Kontinenz»; in der Nacht «Abhängig erreichte Kontinenz».

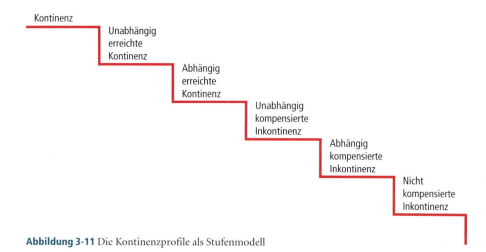

Abbildung 3-11 Die Kontinenzprofile als Stufenmodell

Frau S., 84 Jahre, leidet an einer fortgeschrittenen Demenz. Wegen zunehmender nächtlicher Unruhe wird sie in einem geriatrischen Krankenhaus aufgenommen. Am Tag ist die Patientin durch Toilettentraining (dreistündiges Intervall) immer kontinent. Sie wird von der Pflegeperson auf die Toilette begleitet und braucht verbale Anleitung, damit sie die Ausscheidung in der richtigen Reihefolge verrichten kann. In der Nacht ist Frau S. immer harninkontinent, entfernt nahezu immer die anatomisch-geformten Inkontinenzvorlagen und lehnt alle angebotenen Toilettengänge ab. Das Bett muss nachts zweimal frisch bezogen werden.
Einordnung in die Kontinenzprofile: Am Tag «Abhängig erreichte Kontinenz»; in der Nacht «Nicht kompensierte Inkontinenz».

Herr B., 59 Jahre, erhält eine Anschlussheilbehandlung. Vor vier Wochen wurde bei ihm aufgrund eines Karzinoms die Prostata entfernt. Seitdem leidet er unter Harninkontinenz. Er verliert Urin beim Gehen sowie beim Husten und Niesen. Zur Kompensation der Inkontinenz verwendet er selbstständig kleine, klebbare Inkontinenzvorlagen. In der Nacht verliert er im Vergleich zum Tag weniger Urin und muss die Vorlage erst morgens wechseln.
Einordnung in die Kontinenzprofile: «Unabhängig kompensierte Inkontinenz» am Tag und in der Nacht.

Frau N., 85 Jahre, lebt im Pflegeheim und leidet unter einer Demenz. Sie ist ohne Hilfe mobil und hat einen starken Bewegungsdrang. Frau N. verrichtet ihre Ausscheidung ausschließlich in den Mülleimer, meistens in ihrem Zimmer. Das Pflegepersonal entsorgt stets die Ausscheidung. Ihre Wäsche ist immer trocken. Verschiedene Interventionen seitens der Pflege (Orientierungshilfen, Toilettentraining) blieben ohne Erfolg.
In dieser Situation ist die Einordnung schwierig. Die Definition von Kontinenz fordert, dass die Ausscheidung willentlich und an einem sozial akzeptiert Ort verrichtet wird. Streng genommen müsste die Bewohnerin dem Profil «Nicht kompensierte Inkontinenz» zugeordnet werden. Akzeptiert man den Mülleimer als den «richtigen» Ort, dann erhält die Frau N. das Profil «Kontinenz». Wiederum ist personelle Hilfe für die Entsorgung der Ausscheidung erforderlich, so dass das Profil «Abhängig erreichte Kontinenz» zumindest den Einsatz pflegerischer Leistung ausdrückt.

Zeitraum der Einschätzung der Kontinenzprofile

Nicht immer ist die Kontinenzsituation innerhalb von wenigen Tagen eindeutig zu beurteilen. Beispielsweise bei einem Neueintritt ins Pflegeheim brauchen viele Bewohner zunächst eine Eingewöhnungsphase. Die Autoren empfehlen hier eine retrospektive Einschätzung der letzten 14 Tage.

Positive Ergebnisse mit dem Einsatz der Kontinenzprofile wurden in der Implementierungsphase des Expertenstandards erzielt. Im Vergleich der Einschätzungszeitpunkte (Ausgangssituation und Evaluation) konnten messbare Verbesserungen der Kontinenzsituation aufgezeigt werden, also ein Wechsel in eine oder zwei höhere Stufen. Beispielsweise hatten im ambulanten Bereich zum Zeitpunkt der Ersteinschätzung 32,1 % (n = 137) Personen das Profil «Nicht kompensierte

Inkontinenz». Bei der Zweiteinschätzung waren es 5,8 %. Hier konnte belegt werden, dass durch pflegerisches Handeln die Betroffenen in höherrangigere Profile transferiert werden konnten (DNQP, 2007).

Nicht immer kann mit den eingesetzten kontinenzfördernden Maßnahmen ein höheres Profil erreicht werden. Hier gilt es dann die Veränderungen innerhalb des jeweiligen Profils zu reflektieren. Mögliche Parameter sind der Grad der Abhängigkeit von personeller Unterstützung sowie die Art und die Menge der eingesetzten Inkontinenzhilfsmittel.

Beispiele zum Grad der Abhängigkeit von personeller Unterstützung
Das Kontinenzprofil der Ersteinschätzung von Frau D. ist «Abhängig erreichte Kontinenz». Sie benötigt zwei Hilfspersonen zum Transfer vom Rollstuhl auf den Toilettenstuhl. Nach zwei Wochen ist der Transfer mit einer Person sicher zu bewältigen. Hier wurde eine eindeutige Verbesserung innerhalb des Profils erreicht, da der Grad der Abhängigkeit reduziert werden konnte.

Das Kontinenzprofil der Ersteinschätzung von Herrn I. ist «Abhängig erreichte Kontinenz». Er meldet sich immer zum Wasserlassen, braucht verbale Anleitung und personelle Unterstützung (zum Lösen der Kleidung) zum folgerichtigen Ablauf beim Toilettengang. Nach eine Woche braucht Herr L. nur noch verbale Anleitung. Auch hier konnte der Grad der Anleitung reduziert werden und so eine Verbesserung innerhalb des Profils erreicht werden.

Beispiele zur Art und Menge der eingesetzten Inkontinenzhilfsmittel
Das Kontinenzprofil der Ersteinschätzung von Frau O. ist «Abhängige kompensierte Inkontinenz». Sie wird am Tag und in der Nacht mit einem «geschlossenen System» mit Klebestreifen versorgt. Die Bewohnerin ist bettlägerig und schwer krank. Das Inkontinenzhilfsmittel wurde vom Team als eine Überversorgung eingeschätzt. Frau O. erhält nun anatomische Vorlagen zur Kompensation der Inkontinenz. Dies wird als eine Verbesserung innerhalb des Ausgangsprofils eingestuft, da der Einsatz der Inkontinenzhilfsmittel optimiert werden konnte.

Das Kontinenzprofil der Ersteinschätzung von Herrn L. ist «Abhängige kompensierte Inkontinenz» bei liegendem transurethralen Blasenverweilkatheter, er kann das Urinsammelsystem nicht selbstständig entleeren. Der Katheter wurde entfernt, seitdem ist Herr L. harninkontinent, er braucht Unterstützung im Umgang mit den Vorlagen. Hier wird als Verbesserung gewertet, dass der Blasenverweilkatheter entfernt wurde. Begründung: Blasenverweilkatheter verursachen mit hoher Wahrscheinlichkeit Gesundheitsprobleme (z. B. Harnwegsinfektion), die Kompensation der Harninkontinenz mit Vorlagen ist dagegen mit deutlich weniger Risiken verbunden.

Aufgrund der bislang positiven Resonanz in der Pflegepraxis ist zu hoffen, dass die Kontinenzprofile im deutschen Sprachraum zu einer Vereinheitlichung der Fachsprache innerhalb der Thematik beitragen, die inner- und interprofessionelle Kommunikation verbessern und so eine gezieltere Kontinenzförderung ermöglichen.

Wenn der geplante diagnostische Prozess abgeschlossen ist, sollen möglichst im Team (Pflegende und Ärzte) die gewonnenen Informationen zusammengeführt und interpretiert werden. Es gilt zu reflektieren, welche Ursachen das Kontinenzproblem ausgelöst haben, welche Symptome dominieren, welche Faktoren das Problem verstärken. In welchem Zusammenhang steht das Kontinenzproblem zu evtl. weiteren Gesundheitsproblemen und zur Lebenssituation des Betroffenen? Welche therapeutischen Konsequenzen können abgeleitet werden oder bestehen noch Unklarheiten, die weiterer Abklärung bedürfen?

Im Folgenden wird eine weitere medizinische diagnostische Methode aufgeführt, die bei unklaren Situationen eingesetzt werden kann.

3.4.4
Die urodynamische Einschätzung

Wenn mit den vorgestellten wenig invasiven Methoden das Harnkontinenzproblem unklar bleibt oder bislang eingeleitete therapeutische Angebote nicht wirksam sind, kann eine urodynamische Einschätzung sehr hilfreich sein, um die Blasenfunktion zu beurteilen. Diese Untersuchung wird meist von spezialisierten Ärzten aus den Bereichen der Urologie oder Gynäkologie durchgeführt.

Eine urodynamische Untersuchung besteht aus verschiedenen Komponenten: die Harnflussmessung (Uroflowmetrie), die Zystomanometrie (Blasendruckmessung), die kombinierte Druck-Fluss-Messung und die Urethradruckmessung (verschiedene Druckmessungen innerhalb der Harnröhre).

Mit einer Uroflowmetrie wird der Harnfluss während der Miktion gemessen und mittels einer Harnflusskurve visualisiert. In Kombination mit der Zeiteinheit und der Urinmenge (Milliliter pro Sekunde) der Miktion können Aussagen zu Harnstrahlabschwächungen z. B. als Hinweis für Obstruktionen (Verengungen) der Harnröhre getroffen werden (Winder, 1999; Gray und Haas, 2000). Diese Untersuchung zählt häufig zur urologischen Basisdiagnostik und ist nicht invasiv.

Die Zystomanometrie bildet den Schwerpunkt der urodynamischen Einschätzung. Mit diesem Verfahren werden die Drücke in der Harnblase während der Füllungsphase und der Entleerungsphase gemessen. Die Messung erfolgt u. a. mittels spezieller transurethral eingeführter Katheter über die eine Blasenfüllung und eine Druckmessung möglich sind. Parallel wird die Wahrnehmung des Patienten in Bezug zu den verschiedenen Füllungsvolumina erhoben (z. B. erstes Gefühl für Harndrang) (Gray und Haas, 2000). Die Diagnosen Detrusorüberaktivität oder -hypoaktivität können nur durch diese urodynamischen Messung eindeutig gestellt werden (siehe auch bei Dranginkontinenz und chronische Harnretention Kap. 3.3.2). Mit der kombinierten Druck-Fluss-Messung wird die Entleerungsphase untersucht. Sie lässt Rückschlüsse auf den Schweregrad eines Abflusshindernisses (z. B. durch die Prostata) zu.

Die Urethradruckmessung wird eingesetzt, um die Funktion der Harnröhre (z. B. urethraler Verschluss) anhand verschiedener Druckaufzeichnungen mittels eines speziellen Katheters einzuschätzen (Lose et al., 2002). Es können Rückschlüsse auf z. B. eine Sphinkterinsuffizienz geschlossen werden.

Im Rahmen einer videourodynamischen Untersuchung erfolgt neben den oben beschriebenen urodynamischen Messungen die Füllung der Blase mit Kontrastmittel. So kann zusätzlich die Form der Harnblase unter Durchleuchtung analysiert werden.

In Fachkreisen besteht Einigkeit, dass eine komplexe urodynamische Untersuchung (Zeitaufwand 40 bis 60 Minuten) nur dann erfolgen soll, wenn aus den Ergebnissen Konsequenzen für das weitere therapeutische Vorgehen erwartet werden.

Literatur

Aloussi, S.; Goepel, M.; Grünewald, V.; Hampel, C.; Heidler, H.; Höfner, K.; Hohenfellner, M.; Jünemann, K. P.; Laval, K. U.; Madersbacher, H.; Palmtag, H.; Schäfer, W.; Schultz-Lampel, D.; Schumacher, S.; Stöhrer, M.: Urologische Diagnostik bei Blasenfunktionsstörungen der Frau. Leitlinien der Deutschen Gesellschaft für Urologie, 2004a, www.uni-duesseldorf.de/AWMF/ll/index.html

Aloussi, S.; Goepel, M.; Grünewald, V.; Hampel, C.; Heidler, H.;Höfner, K.; Hohenfellner, M.; Jünemann, K. P.; Laval, K. U.; Madersbacher, H.; Palmtag, H.; Schäfer, W.; Schultz-Lampel, D.; Schumacher, S.; Stöhrer, M.: Diagnostik der Blasenfunktionsstörungen beim Kind. Leitlinien der Deutschen Gesellschaft für Urologie, 2004b,. www.uni-duesseldorf.de/AWMF/ll/index.html

Bayliss, V: Harnkontinenz der Frau. In: Norton, C. Praxishandbuch – Pflege bei Inkontinenz, 1999, Urban & Fischer, München, Jena: 87–106.

Brown, J. S.; Vittinghoff, E.; Wyman, J. F.; Stone, K. L.; Harkaway, R.; Nevitt, M. C.; Ensrud, K. E.; Grady, D.: Urinary Incontinence: Does it Increase Risk for Falls and Fractures. Journal of the American Geriatrics Society, 2000, 48 (7): 717–725.

Burgio, L. D.; McCormick, K. A.; Scheve, A. S.; Engel, B. T.; Hawkins, A.; Leahy, E. (1994): The effects of changing prompted voiding schedules in the treatment of incontinence in nursing home residents. Journal of the American Geriatrics Society 42 (3): 315–320.

Cheater, F. M.: Retrospective document identification, assessment and management of urinary incontinence in medical and care of the elderly wards. Journal of advanced nursing, 1993, 18 (11): 1734–1746.

DEGAM (2004): Harnkontinenz. Leitlinie. Vol. 5. Deutsche Gesellschaft für Allgemeinmedizin und Familienmedizin e. V.

Deutsches Netzwerk für Qualitätsentwicklung in der Pflege (DNQP): Expertenstandard – Förderung der Harnkontinenz in der Pflege. Entwicklung – Konsentierung – Implementierung, 2007.

Diokno, A. C.; Wells, T. J.; Brink, C. A.: Comparison of self-reported voided volume with cystometric bladder capacity. The Journal of urology, 1987, 137 (4): 698–700.

Doughty, D. B.: Urinary & Fecal Incontinence – Nursing Management, 2000, 2nd Edition, Mosby.

Doughty, D. B.: Retention With Overflow. IN: Doughty, D. B. Urinary & Fecal Incontinence – Nursing Management, 2002, 2nd Edition, Mosby: 159–182.

Fonda, D.; Benvenuti, F.; Cottenden, A.; Dubeau, C.; Kirschner-Hermanns, R.; Miller, K.; Palmer, M.; Resnik, N. M. (2002): Urinary incontinence and bladder dysfunction in older persons. In: Abrams, P.; Cardozo, L.; Khoury, S.; Wein, A. Incontinence. 2nd International Consultation on Incontinence Paris, July 1–3, 2001. 2nd Edition 2002. Health Publication Ltd., Plymouth, UK: 627–695.

Gray, M.L: Physiology of voiding. IN: Doughty, D. B. Urinary & Fecal Incontinence – Nursing Management, 2000, 2nd Edition, Mosby: 1–27.

Gray, M. L. und Haas, J: Assessment of the Patient with Urinary Incontinence. IN: Doughty, D. B. Urinary & Fecal Incontinence – Nursing Management, 2000, 2nd Edition, Mosby: 209–84.

Hayder, D.: Allgemeine Maßnahmen zur Kontinenzförderung. IN: Deutsches Netzwerk für Qualitätsentwicklung in der Pflege (DNQP). Expertenstandard – Förderung der Harnkontinenz in der Pflege. Entwicklung – Konsentierung – Implementierung, 2007.

Hellström, L.; Zubotikin, N.; Ekelund, P.; Larsson, M. E.; Milsom, I.: Selecting the correct incontinence pad in nursing home patients by pad weighing. Archives of Gerontology and Geriatrics, 1994, 18 (2): 125–132.

Kuno, E. und Müller, M.: Kategorisierung der Harninkontinenz. In: Deutsches Netzwerk für Qualitätsentwicklung in der Pflege (DNQP). Expertenstandard – Förderung der Harnkontinenz in der Pflege. Entwicklung – Konsentierung – Implementierung, 2007, 51–53.

Larsson, G.; Victor, A. (1992): The frequency/volume chart in genuine stress incontinent women. Neurourology and Urodynamics 11: 23–31.

Locher, J. L.; Goode, P. S.; Roth, D. L.; Worrell, R. L.; Burgio, K. L.: Reliability assessment of the bladder diary for urinary incontinence in older women. Journal of Gerontology: Medical Sciences, 2001, 56A (1): M32-M35.

Lose, G.; Griffiths, D.; Hosker, G.; Kulseng-Hanssen, S.; Perucchini, D.; Schäfer, W.; Thind, P.; Versi, E.: Standardisation of Urethral Pressure Measurement: Report from the Standardisation Sub-Committee of the International Continence Society. Neurourology and Urodynamics, 2002, 21: 258–260.

NANDA: Nursing Diagnosis: Definitions & Classifications 2003–2004. NANDA, Philadelphia.

Netter, F. H.: Farbatlanten der Medizin – The Ciba Collection of Medical Illustrations. Band 2: Niere und Harnwege. 2. unveränderte Auflage, 1983, Georg Thieme Verlag, Stuttgart, New York.

Newman, D. K.: Managing and Treating Urinary Incontinence, 2002, Health Professions Press, Baltimore, London, Winnipeg, Sydney.

Nordling, J.: The aging bladder – a significant but underestimated role in the development of lower urinary tract symptoms: Experimental Gerontology, 2003, 37 (8–9): 991–999.

Ouslander, J. und Schnelle, J.F: Incontinence in the Nursing Home. Annals of Internal Medicine, 1995, 122 (6): 438–449.

Pandit, L.; Ouslander, M. D.: Postmenopausal vaginal atrophy and atrophic vaginitis. The American Journal of the Medical Sciences, 1997, 314 (4): 228–231.

Pils, K.; Neumann, F.; Meisner, W.; Schano, W.; Vavrosky, G.; Van der Cammen, T. J. M.: Predictors of falls in elderly people during rehabilitation after hip fracture – who is at risk of a second one. Zeitschrift für Gerontologie und Geriatrie, 2003, 36 (1): 16–22.

Pfisterer, M.; Kuno, E.; Müller, M.; Schlierf, G.; Oster, P.: Harninkontinenz im Alter. Teil 1: Formen der Harninkontinenz – Basisdiagnostik – Zusatzdiagnostik. Fortschritte der Medizin, 1998, 116: 22–26.

Pfisterer, M.; Müller, M.; Kuno, E.; Oster, P.: Das Miktionsprotokoll. Ein wichtiges Assessmentinstrument bei Harninkontinenz. Geriatrie Journal, 2000, 3.

Pfisterer, M. H.; Griffiths, D. J.; Schaefer, W.; Resnick, N. M.: The effect of age on lower urinary tract function: a study in women. Journal of the American Geriatrics Society, 2006, 54(3): 405–412.

Resnik, N. M.: Urinary Incontinence. Lancet, 1995, 346 (8967): 94–99.

Schultz-Lampel, D.: Blasendysfunktion bei Demenz und M. Alzheimer. Rationelle Diagnostik und Therapiemöglichkeiten. Der Urologe A, 2003, 42 (12): 1579–1587.

Shull, B. L.; Hurt, G.; Laycock, J.; Palmtag, H.; Yong, Y.; Zubieta, R. (2002): Physical examination. In: Abrams, P.; Cardozo, L.; Khoury, S.; Wein, A. Incontinence. 2nd International Consultation on Incontinence Paris, July 1–3, 2001. 2nd Edition 2002. Health Publication Ltd., Plymouth, UK: 374–388.

Smith, N.: The role of continence promotion in rehabilitation. Reviews in Clinical Gerontology, 1997, 7 (3): 257–264.

Snooks, S. J.;Swash, M.; Henry, M. M.; Setchell, M: Risk factors in childbirth causing damage to the pelvic floor innervation, Internal Journal of Colorectal disease, 1986, 1 (1): 20–24.

Swaffield, J.: Kontinenz bei älteren Menschen. IN: Norton, C. Praxishandbuch – Pflege bei Inkontinenz, 1999, Urban & Fischer, München, Jena: 181–217.

Swash, M.; Snooks, S. J.; Henry, M. M. (1985): Unifying concept of pelvic floor disorders an incontinence. Journal of the Royal Society of Medicine, 1999, 78 (11): 906–911.

White, H.; Getliffe, K: Incontinence in perspective. IN: Getliffe, K.; Dolman, M. Promoting Continence – A Clinical and Research Resource, 2003, Baillière Tindall, London, second edition, 1–19.

Winder, A: Assessment und Untersuchung einer Harninkontinenz. In: Norton, C. Praxishandbuch – Pflege bei Inkontinenz, 1999, Urban & Fischer, München, Jena: 25–51.

Zusätzlich verwendete Literatur:

Müller, M.; Kuno, E.; Pfisterer, M.: Schulungsunterlagen des Teams der Kontinenzberatungsstelle am Bethanien-Krankenhaus in Heidelberg. Unveröffentlicht.

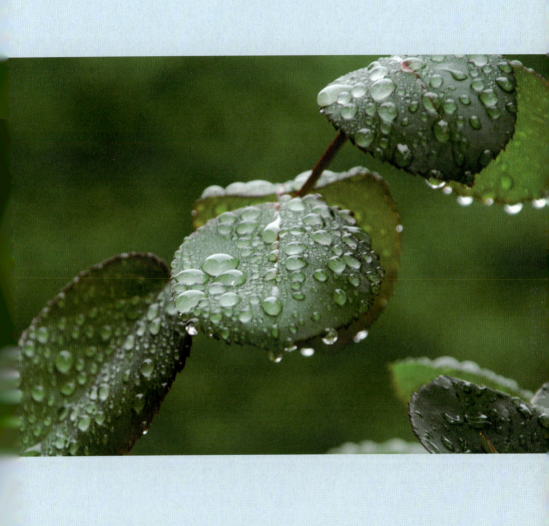

4 Maßnahmen zur Kontinenzförderung

Es gibt eine Vielzahl von Maßnahmen für die Förderung der Kontinenz, die in diesem Kapitel vorgestellt werden. Diese Maßnahmen können durch Pflegende allein oder in interprofessioneller Zusammenarbeit durchgeführt werden. Sie haben präventiven, therapeutischen oder unterstützenden Charakter und sollen stets nach den Wünschen der betroffenen Person, deren Fähigkeiten und Einschränkungen und in Abhängigkeit der Diagnose gewählt werden. Deshalb ist es besonders wichtig, die von Harninkontinenz bedrohten oder betroffenen Personen aufzuklären, sie zu beraten und anzuleiten, um so ihre Autonomie und Selbsthilfepotentiale zu fördern.

Es gibt insgesamt noch wenig gesichertes Wissen darüber, wie man einer Harninkontinenz am Besten vorbeugen kann. Mögliche präventive Strategien werden ebenfalls in diesem Kapitel kurz aufgeführt.

Im Expertenstandard werden die Strategien zur Kontinenzförderung in allgemeine und spezielle Maßnahmen unterteilt. Zu den allgemeinen Maßnahmen gehören Empfehlungen zur Flüssigkeitszufuhr und Ernährung, zur Erhaltung und Förderung der Beweglichkeit; zur Auswahl der Bekleidung sowie zur Gestaltung einer kontinenzfördernden Umgebung.

Zu den speziellen Maßnahmen zählen Blasentraining, verschiedene Formen von Toilettentraining, Möglichkeiten des Beckenbodentrainings, die sogenannten «Trigger- und Valsalvamethoden» und Mehrfachmiktionen.

Da Medikamente ebenfalls eine Säule in der konservativen Therapie der Harninkontinenz sind, häufig von Pflegenden verabreicht sowie auf ihre Wirkung bzw. Nebenwirkung beobachtet werden, werden die wichtigsten Wirkstoffe am Ende dieses Kapitels kurz dargestellt. Auf die operativen Therapieverfahren der Harninkontinenz wird im Rahmen dieses Buches nicht eingegangen.

4.1 Beratung

Vor dem Hintergrund der Tabuisierung der Harninkontinenz ist es wichtig, sich über die Beratungssituation mit einer inkontinenten Person Gedanken zu machen.

Wie schon im Kapitel Assessment beschrieben, ist ein diskreter und sensibler Umgang bezüglich der Thematik unabdingbar. Das heißt, dass für eine Beratung ein geschützter Raum gewählt werden sollte, in dem ein Gespräch unter vier Augen, ohne Unterbrechungen geführt werden kann. In vielen Beratungssituationen ist es sinnvoll geschlechtsspezifisch zu arbeiten. So ist es dem Patienten oder Bewohner vielleicht lieber mit einem Pfleger die Vor- und Nachteile eines Kondomurinals zu besprechen, als mit einer weiblichen Pflegenden.

Des Weiteren muss im Vorfeld des Beratungsgespräch überlegt werden, wer daran teilnehmen sollte. Ist es die inkontinente Person allein oder wünscht sie die Einbeziehung von Angehörigen oder Freunden, die sich evtl. um die weitere Unterstützung oder Pflege im häuslichen Bereich kümmern werden. Diese Personen mit in die Beratung einzubeziehen kann durchaus Sinn machen, wenn zum Beispiel die Anschaffung eines Toilettenstuhls bzw. sein künftiger Standort oder ein Toilettentraining geplant wird.

Auch Materialen zum Anschauen (z. B. eine bildliche Darstellung des Beckens und Beckenbodens) oder zu Informationszwecken (z. B. Broschüren von Selbst-

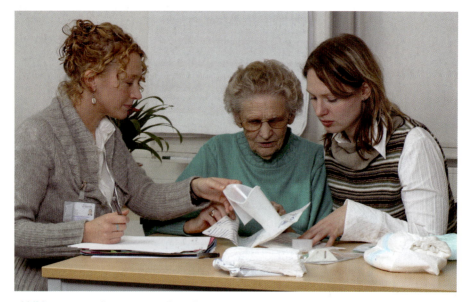

Abbildung 4-1 Für die Beratung sollten alle Materialien bereitgelegt werden

hilfegruppen) sollten am besten vor dem Gespräch bereit gelegt werden. Wenn Hilfsmittel zur Kompensation der Inkontinenz benötigt werden (siehe Kapitel 5) sind auch diese griffbereit und übersichtlich anzuordnen.

In der Beratungssituation selbst kommt der Kommunikation eine bedeutende Rolle zu. Die Beratung sollte nach dialogischen und wertschätzenden Prinzipien durchgeführt werden. Dazu ist es wichtig, die Individualität des Patienten oder Bewohners anzuerkennen und zu berücksichtigen. So kann beispielsweise erfragt werden, welche Strategien die Person im Umgang mit der Harninkontinenz bereits einsetzt und gemeinsam besprochen werden wo die Vor- und Nachteile dieser Handlungen liegen. Viele inkontinente Personen schränken z. B. ihre Flüssigkeitsaufnahme ein. Dies soll u. a. der Inkontinenzvermeidung dienen, kann jedoch die Entstehung eines Harnwegsinfektes fördern. Aus diesem Grund sollte solch eine Maßnahme kritisch reflektiert werden.

Die Beratung sollte sich weniger an den Defiziten orientieren, als vielmehr an den Stärken bzw. Kompetenzen einer Person und sich in deren Lebenskontext und Lebenswelt widerspiegeln. Emotionale und soziale Dimensionen von Krankheit und dem Leben mit einer Krankheit werden einbezogen, und es wird versucht, innerhalb des Prozesses die Problemlage des Klienten zu verstehen.

Für Pflegende, die beratend tätig werden, ist Flexibilität unabdingbar, denn Selbsthilfepotentiale und Kompetenzen der inkontinenten Person müssen einbezogen werden.

> **Beispiel Beratung**
> Ein junger Mann ist aufgrund eines Verkehrsunfalls querschnittsgelähmt. Er muss die Folgen des Unfalls verarbeiten und lernen, mit seinen Handicaps zu leben. In der Beratung dieses jungen Mannes zur Problematik der Inkontinenz kann es nicht nur um die Vermittlung des Wissens zum eigenständigen Katheterisierens gehen (Technik des Katheterisierens, Vor- und Nachteile der Methode, Hilfsmittelauswahl), es muss auch überlegt werden, wie er dies in seinen Alltag integrieren kann und ob er Ängste hat, beispielsweise trotz Katheterisierens inkontinent zu sein.

In der Beratung ist es notwendig, Ziele zu erarbeiten, die für die betroffene Person erreichbar sind. Aus diesem Grund sind die persönlichen Ressourcen des Patienten oder Bewohners zu beachten und zu überlegen, welche Ressourcen in seiner Umgebung förderlich für den Prozess der Kontinenzförderung sein können. Handlungsoptionen, die sich nicht in den Alltag der zu beratenden Person integrieren lassen, sind ohne Wert, denn wie sollen diese umgesetzt werden?

In der Beratung ist Fachwissen wichtig, darf aber nicht darin enden, dass Pflegende sich gegenüber dem Alltag ihrer Patienten oder Bewohner bzw. der Angehörigen verschließen. Das würde die Selbstständigkeit der zu beratenden Person gefährden und wäre unprofessionell.

> *Merke:* In der Beratung steht das *gemeinsame* Suchen nach Lösungen im Vordergrund.

Beratung zeichnet sich durch empathisches Verstehen aus. Wichtig ist Einfühlungsvermögen und das sich Hineindenken in die Lage und Situation des Betroffenen. Dafür ist aktives Zuhören notwendig. Dies kann durch Nicken signalisiert werden, aber auch dadurch, dass ein in der Beratung geschildertes Problem mit eigenen Worten zusammenfasst und wiedergeben wird. Dabei sollten sich die Aussagen zwar vom Sinn her gleichen, so dass sie die Kernaussage treffen, aber zu einem Echo sollte man dabei nicht werden.

Sollen einzelne Aspekte innerhalb der Beratung vertieft werden, lassen sich weiterführende Fragen stellen. Dazu bieten sich die W-Fragen an. Jedoch sollte nicht nach dem WARUM gefragt werden, denn diese Fragen können einen Rechtfertigungszwang auslösen (negativ wäre beispielsweise die Frage: «Warum kommen Sie erst jetzt, nach so vielen Jahren, in die Kontinenzberatung?»). Fragen können beispielsweise so aussehen: «Was empfinden sie, wenn Sie Harn verlieren?» oder «Wie können Sie sich vorstellen beispielsweise das Beckenbodentraining in den Alltag zu integrieren?»

In der Beratungssituation sollen Bewertungen vermieden werden, so dass die inkontinente Person das Gefühl hat, offen über alle Empfindungen reden zu können ohne sich beispielsweise rechtfertigen zu müssen (Emmrich et al., 2006; Koch-Straube, 2001).

4.2 Prävention

Wir haben gezeigt, dass es Personengruppen gibt, die potentiell von Harninkontinenz bedroht sind. Sie sollten innerhalb der pflegerischen Anamnese identifiziert werden, um ihnen spezielle Maßnahmen zur Vorbeugung einer Harnkontinenz anbieten zu können. Schwangeren Frauen sollte ein Programm zum Beckenbodentraining empfohlen werden (Fonda et al., 2002; Sampselle et al., 2004). Zwar fehlen wissenschaftliche Langzeitstudien, die die Wirksamkeit von Programmen zu Primärstrategien differenziert belegen, klar ist jedoch, dass viele Menschen zu wenig darüber wissen, welche Maßnahmen sie selbst durchführen können, um ihre Kontinenz zu erhalten.

Vor diesem Hintergrund geben die Autoren dieses Buches zu bedenken, dass Aufklärung über Kontinenz und Inkontinenz schon im Kindes- oder Jugendalter, vor allem für Mädchen, z. B. im Rahmen des Biologie- oder Sportunterrichtes, durch erste Hinweise zum Beckenbodentraining, beginnen könnte.

4.3
Allgemeine Maßnahmen

Innerhalb der Wissenschaft gibt es kaum Untersuchungen, inwiefern Maßnahmen zur Lebensführung z. B. hinsichtlich Ernährung, Bekleidungswahl oder Wohnraumgestaltung zur Kontinenz beitragen können (Hayder, 2007). Aus der praktischen Erfahrung wissen wir jedoch, dass diese, manchmal recht kleinen und einfachen Dinge, einen enormen Einfluss auf die Kontinenzsituation haben können.

4.3.1
Flüssigkeitszufuhr und Ernährung

Ein häufiges Problem vor allem im Alter, aber auch bei inkontinenten Personen, ist die zu geringe Flüssigkeitsaufnahme. Bewusst wird zu wenig getrunken, um nicht so oft zur Toilette gehen zu müssen und sich vor ungewolltem Harnverlust zu schützen.

Durch eine geringe Flüssigkeitszufuhr steigen jedoch die Gefahr einer Harnwegsinfektion und das Risiko einer Obstipation. Beides kann sich negativ auf die Kontinenz auswirken.

Daher sollte, soweit aus medizinischer Sicht keine Beschränkungen erforderlich sind (z. B. bei Herz-, Nieren- und Lungenerkrankungen), mindestens 1,5 bis 2 Liter am Tag getrunken werden (Agency for Health Care Policy and Research, 1996; Foster, 1998; Palmer, 2003). Wasser, Tee oder Fruchtsäfte bieten sich als Getränke an, aber auch Obst- und Gemüsesorten, die viel Wasser enthalten (z. B. Wassermelonen, Gurken), erleichtern die Flüssigkeitsaufnahme. Die persönlichen Vorlieben der inkontinenten Person sollten mit einbezogen werden, so dass ihr die Flüssigkeitsaufnahme leichter fällt.

Unter Umständen fällt auf (z. B. durch ein Miktionsprotokoll), dass Kaffee, bestimmte Teesorten oder Säfte aus Zitrusfrüchten bei der ein oder anderen Person harntreibend wirken. Dann sollte gemeinsam überlegt werden, wann das Trinken dieser Getränkesorten während des Tages eher unproblematisch ist oder ob man ganz auf deren Genuss verzichten möchte.

Während am Tage ausreichend getrunken werden sollte, kann am Abend die Trinkmenge eingeschränkt werden, so dass das nächtliche Wasserlassen oder auch die nächtliche Inkontinenz reduziert werden können.

Vor dem Hintergrund von Übergewicht und Obstipation spielt auch die Ernährung für die Erhaltung der Kontinenz eine wesentliche Rolle. Angestrebt werden sollte eine ausgewogene ballaststoffreiche Ernährung mit reichlich Obst und Gemüse.

In einigen wenigen Studien konnte gezeigt werden, dass vor allem Frauen mit Übergewicht und Belastungsinkontinenz von einer Gewichtreduktion profitieren konnten (Cummings, Rodning, 2000). Inkontinente übergewichtige Personen kann empfohlen werden, mit Mitgliedern des ernährungs- und/oder sporttherapeutischen Teams über Strategien zur Gewichtreduktion zu sprechen. Wichtig sind hier realistische Ziele, da Gewichtsprobleme häufig schon langfristig bestehen und eine Verhaltensänderung nur auf lange Sicht erfolgen kann.

4.3.2
Bewegung erhalten und fördern

«Ich gehe aufs Örtchen» heißt es, wenn wir das WC nutzen möchten. Auch im Begriff «Toilettengang» wird die dabei notwendige Bewegung verdeutlicht. Viele Bewegungen sind erforderlich, um einen Toilettengang zu verrichten. Der Weg zum WC selbst muss bewältigt werden, gefolgt vom Auskleiden, Niedersetzen, sich Erheben, Ankleiden und dem Weg zurück. Hinzu kommen Bewegungen, die der Säuberung dienen oder der Nutzung von Hilfsmitteln. Zusammengenommen also eine Vielzahl von Bewegungsabläufen.

Vor diesem Hintergrund stellt die Bewegungserhaltung und -förderung einen wesentlichen Punkt für die Kontinenz dar. Dies trifft vor allem vor dem Aspekte der funktionellen Inkontinenz zu (s. Kap. 3.3.1).

Die Mobilität kann auf unterschiedliche Weise trainiert werden. So kann der Weg zur Toilette geübt und als eine Art Spaziergang angesehen werden, der sowohl der körperlichen und geistigen Leistungsfähigkeit, als auch der Anregung der inneren Organe, z. B. dem Darm dient und so einer Obstipation vorbeugt. Zudem kann mit speziellen Übungen die Kraft und Balance trainiert werden.

Neben den Möglichkeiten den ganzen Körper aktiv zu trainieren, spielen auch Teilkörperaspekte wie die Fingerfertigkeit eine wichtige Rolle in der Kontinenzförderung. Nur mit der notwenigen Fingerfertigkeit ist es möglich, selbstständig Knöpfe und Reißverschlüsse zu öffnen. Durch handwerkliche Aufgaben, Handarbeiten oder wie auf dem Foto zu sehen, durch das Schälen bzw. Entkernen von

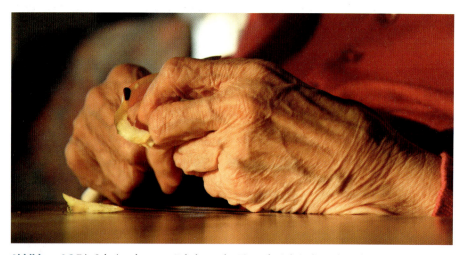

Abbildung 4-2 Die Schnippelgruppe: Erhaltung der Fingerfertigkeit dient der Kontinenzförderung

Obst oder Gemüse (s. Abb. 4-2) können diese Fertigkeiten geübt und erhalten werden.

Auch Seh-, Geh- und Aufstehhilfen spielen bei der Erhaltung der Mobilität im Sinne der Kontinenzförderung eine besondere Rolle. Sie sollten bei Bedarf zur Verfügung gestellt und individuell eingestellt und angepasst werden.

4.3.3
Bekleidungsberatung

Inkontinente Menschen sollten sich warm kleiden. Vor allem Füße und Unterleib können im kalten Zustand häufiges Wasserlassen auslösen. Luftdurchlässige Unterwäsche bei der auf Synthetikfasern verzichtet wurde, beugen einem feuchtwarmen Klima vor und können vor einer Blaseninfektion schützen.

Werden Hilfsmittel getragen, sollte darauf geachtet werden, dass die Kleidung die Konturen der Hilfsmittel nicht abzeichnet. Weite, großzügig gemusterte Hosen, Blusen und Pullover helfen die Hilfsmittel zu kaschieren.

Geht der inkontinente Mensch selbstständig zur Toilette, sollte sich die Kleidung schnell und leicht entfernen lassen. Kleine Reißverschlüsse und Ösen können für Menschen mit Sensibilitätsstörungen in den Händen dazu führen, dass sie sich nicht rechtzeitig der Kleidung entledigen können und einnässen.

Mittlerweile gibt es Firmen, die spezielle Kleidung für behinderte und kranke Menschen anbieten, die funktionell und pflegeleicht ist.

4.3.4
Die Umgebungsfaktoren

Häufig kommt es vor, dass Menschen aufgrund von Wahrnehmungsstörung oder Einschränkung der Orientierung inkontinent werden. So finden Sie beispielsweise den Weg zur Toilette nicht mehr. Hier hilft die Begleitung zur Toilette oder auch das Anbringen spezieller Hinweisschilder. Vor allem Motive aus der früheren Zeit, (z. B. das Herz an der Holztür, welches früher den Abort kennzeichnete, können die Orientierung erleichtern (**s. Abb. 4-3**). Weiterhin sollte darauf geachtet werden, dass der Weg zur Toilette nicht unnötig verstellt ist (**s. Abb. 4-5**) und einem Hindernislauf gleich kommt. Schwellen und Teppiche können ebenfalls den Gang zur Toilette erschweren und so eine Inkontinenz begünstigen. Zudem steigt auch das Sturzrisiko durch diese Faktoren erheblich an.

Die Toilette selbst sollte, vor allem für Personen mit Bewegungseinschränkungen, spezielle Halterungen, Toilettensitzerhöhungen oder auch Aufstehhilfen aufweisen. Sie dienen dazu, die eigenständige Mobilität zu erhalten und den Gang zur oder von der Toilette zu erleichtern. Wichtig ist zudem ausreichend Platz, so dass beispielsweise die Gehhilfe in die Toilette mitgenommen werden kann.

Zu achten ist nicht nur auf Funktionalität, sondern auch darauf, ob die Räumlichkeiten ansprechend sind, schließlich nehmen wir auch eine Toilette mit unseren Sinnen wahr und nutzen sie mehrere Male am Tag. Zu überprüfen sind in

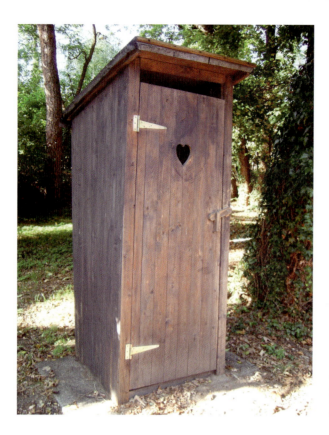

Abbildung 4-3
Motive aus früheren Zeiten können die Orientierung erleichtern

regelmäßigen Abständen die Temperatur, der Geruch und das Aussehen der Toilette. Wer möchte schon gern auf ein zu kaltes oder verschmutztes WC gehen?

Ebenso spielt die Gestaltung der Toilettenräume eine wichtige Bedeutung in der Förderung der Kontinenz. So können beispielsweise demenziell erkrankte Personen eine weiße Toilette vor weißem Hintergrund nicht erkennen (**s. Abb. 4-4**).

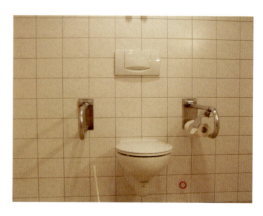

Abbildung 4-4 Eine weiße Toilette vor weißem Hintergrund ist für demenziell erkrankte Personen u. U. nicht zu erkennen

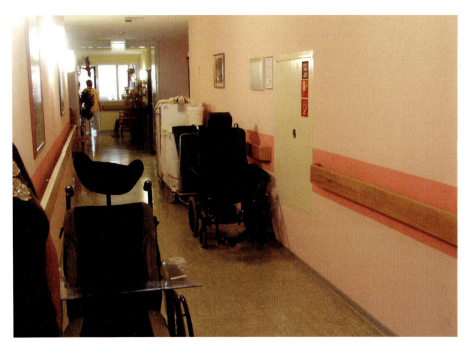

Abbildung 4-5 Verstellte Flure können den Weg zur Toilette erschweren

4.4
Spezielle Maßnahmen

In diesem Teil des Kapitels werden zunächst Blasentraining und Toilettentraining ausführlich vorgestellt und anhand von Fallbeispielen veranschaulicht. Diese Maßnahmen setzen auf der Ebene der Verhaltensveränderung an. Anschließend wird auf die verschiedenen Möglichkeiten zur Umsetzung von Beckenbodentraining ausführlich eingegangen sowie die medikamentöse Behandlung bei Problemen mit der Harnkontinenz.

4.4.1
Blasentraining und Toilettentraining

Blasen- und Toilettentraining setzen auf der Ebene der Verhaltensveränderung an. Die Ziele von Blasentraining und Toilettentraining liegen im Wesentlichen darin, dass durch geplante Toilettengänge das Ausscheidungsverhalten geändert und Kontinenz angestrebt werden soll. Neben dem Zeitplan sind häufig soziale Interaktion und Feedback wichtige Bestandteile.

Verschiedene Vorgehensweisen sind möglich. Sie sind in ihrer Durchführung von der Form der Harninkontinenz sowie den Fähigkeiten und Einschränkungen der betroffenen Personen abhängig.

Toilettentrainingsprogramme haben sich bei Menschen mit unterschiedlichen Einschränkungen der Kognition und Mobilität als wirksam erwiesen und sind in der Umsetzung überwiegend von Pflegepersonen abhängig. Blasentraining hingegen fordert intakte geistige Fähigkeiten, um mitarbeiten zu können und ist in der Umsetzung vom Betroffenen abhängig.

Voraussetzung für Blasen- und Toilettentraining ist eine sorgfältig erhobene differenzierte Einschätzung. Zum Beispiel soll eine Harnwegsinfektion, eine Harnretention oder das Vorliegen einer Obstipation ausgeschlossen werden, da dies den Erfolg der Maßnahme wesentlich beeinträchtigen kann (Norton, 1999; Leitlinie Harninkontinenz der Deutschen Gesellschaft für Geriarie, 2005).

Die meisten Untersuchungen und Veröffentlichungen zu Blasentraining und zu Toilettentraining kommen aus dem angloamerikanischen Sprachraum, deshalb wird der englische Begriff jeweils aufgenommen, er ist in Klammer gesetzt. Bislang gibt es weder im englischen noch im deutschsprachigen Raum eine standardisierte Einteilung.

4.4.1.1
Blasentraining (Bladder drill)

Blasentraining wird eingesetzt bei Personen mit Harndrangproblemen, -inkontinenz, Pollakisurie, einer idiopathischen Detrusorüberaktivität sowie Mischinkontinenz.

Das Ziel von Blasentraining ist das Ausscheidungsverhalten, das sich durch ein zu häufiges Aufsuchen der Toilette zeigt, dahingehend zu korrigieren, dass die Intervalle der Toilettengänge verlängert und so in ein «normales» Muster zurückgeführt werden. So soll die Blasenkapazität wieder erhöht werden, Inkontinenz reduziert bzw. Kontinenz wiedererlangt werden (Hadley, 1986; Fantl und Wyman, 1991). Es kann mehrere Wochen bis gar Monate dauern, bis eine stabile Verhaltensveränderung erreicht ist.

Die meisten Untersuchungen zu Blasentraining liegen bei Frauen in den mittleren Lebensjahren vor (Hayder, 2007). Diese Maßnahme soll nur bei Personen mit uneingeschränkter geistiger Leistungsfähigkeit eingesetzt werden, die möglichst selbstständig beim Toilettengang sind (Kennedy, 1992). Bei Personen mit einer organischen Hirnerkrankung wird Blasentraining nicht empfohlen (Leitlinie Harninkontinenz der Deutschen Gesellschaft für Geriatrie, 2005).

In der Literatur werden folgende Faktoren, die ein erfolgreiches Blasentraining beschreiben, aufgeführt: Diese sind nach Wyman und Fantl (1991): Die Schulung des Betroffenen, ein Ausscheidungsplan sowie positive Bestärkung durch regelmäßigen Kontakt mit dem Betroffenen.

Schulung des Betroffenen

Die betroffen Personen müssen die Ursachen ihres Kontinenzproblems und diese Maßnahme verstehen, um mitarbeiten zu können. Am besten ist es, anhand des selbst erstellten Miktionsprotokolls des Betroffenen das Ausscheidungsverhalten gemeinsam mit der Pflegeperson zu reflektieren. Dabei sollen Situationen analysiert werden, die mit inkontinenten Ereignissen verbunden sind, aber auch «trockene» Phasen, um Ressourcen aufzuzeigen. Informationen über den anatomischen Aufbau des Beckens und über die Funktion der Harnblase können ebenfalls zu einem besseren Verständnis beitragen. Hierzu können Schaubilder hilfreich sein.

Damit die betroffene Person eine Verlängerung der Miktionsintervalle erreichen kann, muss sie lernen, den Harndrang (wieder) zu beherrschen, um so den Toilettengang hinauszögern zu können. Es gibt zahlreiche beschriebene Strategien zur Harndrangunterdrückung. Die Aufgabe der Pflegefachkraft ist es, gemeinsam mit der betroffenen Person geeignete Strategien herauszufinden. Am wichtigsten ist die psychische Ablenkung, damit die Aufmerksamkeit nicht überwiegend auf die Blase konzentriert wird. Folgende Strategien können, je nach Vorliebe der Betroffenen, eingesetzt werden:

- Rückwärts zählen
- Lautes Sprechen von Gedichten oder Texte aus der Tageszeitung
- Kreuzworträtsel
- Telefonieren
- Einsatz von Atemtechniken (tiefes Ein- und Ausatmen)
- Beckenbodentraining: mit Kontraktionen der Beckenbodenmuskulatur kann Harndrang unterdrückt werden

Ausscheidungsplan

Auf der Basis des Miktionsprotokolls wird gemeinsam mit der betroffenen Person ein Ausscheidungsplan entwickelt. Das heißt, sie wird angehalten, nach den vereinbarten Uhrzeiten (z. B. ein Intervall von 1,5 Stunden tagsüber), die Toilette aufzusuchen. Stellt sich vorher Harndrang ein, gilt es diesen zu unterdrücken. Es gehört zur Therapie, dass die betroffene Person den Plan eigenständig führt, die Erfolge und Misserfolge dokumentiert, um so die Selbstreflexion anzuregen. Wenn das vereinbarte Intervall über mehrere Tage stabil erreicht ist, wird die Zeitspanne um 15 oder 30 Minuten verlängert. Das Blasentraining ist meist dann beendet, wenn ein drei- bis vierstündiges Intervall erreicht ist.

Positive Bestärkung

Durch regelmäßige Kontakte mit der Pflegefachkraft wird der Ausscheidungsplan reflektiert. Zur Stärkung der Willenskraft brauchen die Betroffenen viel Zuspruch und Ermunterung besonders bei Therapiebeginn. In den Gesprächen sollen die Erfolge hervorgehoben und immer wieder zum Durchhalten angeregt werden. Anhand der zu Therapiebeginn erstellten Miktionsprotokolle können Verbesserungen gut veranschaulicht werden. Dies motiviert in der Regel das Blasentraining durchzuhalten.

Aufgrund der Studienlage wird Blasentraining als eine hilfreiche Strategie in der Behandlung der Harninkontinenz bei Frauen eingeschätzt (Wallace et al., 2004). Für Männer kann aufgrund der bisherigen geringen Studienlage keine sichere Aussage zur Effektivität getroffen werden (Hayder, 2007). Der Therapieverlauf von Blasentraining kann mit anticholinerg wirksamen Medikamenten unterstützt werden, wenn z. B. Stagnationen eintreten und die Strategien zur Unterdrückung des Harndrangs nicht ausreichend sind.

Nach Hadley (1986) gibt es folgende Hypothesen, die den Wirkungsmechanismus von Blasentraining erklären: Durch die bewusste Wahrnehmung und Auseinandersetzung mit dem Kontinenzproblem sowie dem Einsatz von Strategien zur Harndrangunterdrückung wird die zentralnervöse Kontrolle des Miktionsreflexes verbessert. Aufgrund der Verlängerung der Ausscheidungsintervalle werden Dehnungsrezeptoren an der Blasenwand stimuliert und die funktionelle Blasenkapazität erhöht.

Anhand eines Fallbeispiels wird veranschaulicht, wie «Blasentraining» in der Pflegepraxis interdisziplinär umgesetzt werden kann.

> Frau U., 77 Jahre wird von ihrem Hausarzt zur ambulanten Kontinenzberatung überwiesen. Nebendiagnosen sind: Leichte Herzrhythmusstörungen und Schwerhörigkeit. Die Inkontinenzanamnese wurde gemeinsam von der Pflegefachkraft und dem Arzt erhoben.
>
> - Das Problem besteht seit etwa fünf Jahren. Sie spürt immer, wenn sie Wasser lassen muss, erreicht jedoch die Toilette häufig nicht rechtzeitig. Oft kommt der Harndrang plötzlich und sie verliert daraufhin unfreiwillig Urin. Sie benutzt «Damenbinden» und wechselt diese bis zu viermal täglich. Gelegentlich wird die Unterwäsche trotzdem nass. Aufgrund der Verunsicherung sucht sie auch häufig vorsorglich die Toilette auf.
> - Sie hat gelegentlich nach dem Wasserlassen das Gefühl einer unvollständig entleerten Blase. Beim Wasserlassen verspürt sie kein Brennen. Gelegentlich wird sie inkontinent beim Kontakt mit kaltem Wasser. Urinverlust beim Husten, Niesen, Lachen besteht nicht.
> - Sie muss nicht pressen um die Blase zu entleeren. Der Harnstrahl sei unauffällig.
> - Die tägliche Trinkmenge betrage 1 bis 2 Liter, gleichmäßig über den Tag verteilt.
> - Keine Hinweise für Obstipation.
> - Die Patientin hatte zwei Schwangerschaften, die Geburten waren normal. Sie geht regelmäßig zu ihrer Frauenärztin, hat aber das Kontinenzproblem nicht mit ihr besprochen.
> - Medikamente: Sie nimmt täglich vier verschiedene Medikamente.
> - Zur funktionellen Inkontinenz: Frau U. kann sich schnell genug An- und Ausziehen und alleine die Toilette ohne Probleme erreichen.
> - Psychosoziale Situation: Sie leidet sehr unter dem Kontinenzproblem, fühlt sich unsicher und geht zunehmend weniger aus dem Haus. Sie ist seit zehn Jahren verwitwet,

lebt in eigener Wohnung, eine Tochter wohnt in der Nähe. Es bestehen keine finanziellen Sorgen.
- Die Patientin wünscht sich eine Tablette, damit sie wieder kontinent wird.

Ergebnisse der differenzierten Einschätzung
Miktionsprotokoll: Alle Miktionsprotokolle (durch die Patientin über vier Tage geführt) zeigten ein ähnliches Ausscheidungsmuster. Sieben bis zwölf inkontinente Ereignisse in 24 Stunden, teilweise bestehen stündliche Toilettengänge. Nachts musste Frau U. zwei- bis dreimal die Toilette aufsuchen. Die Miktionsvolumina liegen bei 50 bis 180 ml bei einer Ausscheidung von ca. 1400 ml. Die Trinkmenge ist ca. 2 Liter, gleichmäßig über den Tag verteilt. Die Patientin brauchte vier bis sieben Damenbinden pro Tag.

Restharnbestimmung/Sonografie der Blase und ableitenden Harnwege: Keine Auffälligkeiten, der Restharn ist 50 ml.

Urinstatus: Keine Hinweise auf eine Harnwegsinfektion. Vaginale und rektale Untersuchung. Hinweise auf Östrogenmangelsymptome (trockene, blasse Schleimhaut, leicht atrophisches Genitale).

Rektal: Unauffällig.

24-Stunden-Vorlagengewichtstest: Wurde als nicht notwendig erachtet, da durch die bislang eingesetzten Methoden und Instrumente das Kontinenzproblem gut erfasst werden konnte.

Interpretation der vorliegenden Informationen (Form der Harninkontinenz)
Medizinische Diagnose: Aufgrund der geschilderten Symptome und klinischen Befunde: «Dranginkontinenz bei Verdacht auf idiopathische Detrusorüberaktivität». Einordnung in die Kontinenzprofile: Es besteht überwiegend eine «Unabhängig kompensierte Inkontinenz» teilweise auch eine «Nicht kompensierte Inkontinenz».

Pflegeziele
Nahziel: «Unabhängig kompensierte Inkontinenz» am Tag und in der Nacht (innerhalb einer Woche)
Fernziel: «Unabhängig ereichte Kontinenz» am Tag und in der Nacht bei einem Intervall der Toilettengänge von drei Stunden

Maßnahmen
Hilfsmittelberatung und Verordnung

- Information über Getränke und Trinkverhalten
- Blasentraining (Bladder drill)
- Positive Bestärkung und Ermutigung zu sozialen Aktivitäten
- Lokale Östrogentherapie
- Anticholinergikum (Blasenspasmolytikum)

Therapieverlauf
Frau U. war zunächst skeptisch, als sie über den Ablauf des Blasentrainings beraten wurde und brauchte viel Bestärkung, bis sie sich darauf einlassen konnte. Das Blasentraining wurde mit einem eineinhalbstündigen Intervall am Tag begonnen (7.30–22.00 Uhr). Sie dokumentierte den Verlauf auf einem Ausscheidungsplan. Anhand dessen wurde der Therapieverlauf anfangs wöchentlich reflektiert. Das Intervalltraining verlief in den ersten Wochen positiv, doch dann stellte sich eine Stagnation ein. Da die Patientin primär eine Tablette wollte, wurde die Therapie mit einem niedrig dosierten Anticholinergikum unterstützt. Die Gespräche mit der Patientin fanden teils gemeinsam mit der Pflegefachkraft und dem Arzt, teils nur durch die Pflegefachkraft statt. Die Gespräche wurden im weiteren Therapieverlauf in einem Intervall von zwei Wochen geführt.

Ergebnis
Nach zwölf Wochen erlangte Frau U. das Kontinenzprofil «Unabhängig erreichte Kontinenz» in einem stabilen dreistündigen Intervall. Sie war selbstbewusster und nahm zunehmend an sozialen Aktivitäten teil.

4.4.1.2
Toilettentraining

Die Ziele von Toilettentraining liegen im Allgemeinen darin, inkontinente Ausscheidungen durch geplante Toilettengänge zu vermeiden.

Zielgruppe sind in der Regel Personen mit kognitiv und/oder körperlichen eingeschränkten Fähigkeiten (siehe auch Funktionelle Inkontinenz, Kap. 3.3.1), die Unterstützung zur Aufrechterhaltung oder zur Wiedererlangung ihrer Kontinenz benötigen.

In Fachkreisen besteht Einigkeit, dass Toilettentraining bei diesem Personenkreis zur wichtigsten Therapieform der Harninkontinenz zählt – auch wenn die wissenschaftliche Beweiskraft aufgrund der Studienlage derzeit größtenteils eingeschränkt ist und wenig Langzeitergebnisse vorliegen. Das heißt, dass Toilettentraining hier als die «Therapie der ersten Wahl» für Harninkontinenz betrachtet werden kann. Denn das Toilettentraining ist nicht invasiv und führt bei richtiger Indikationsstellung und Herangehensweise häufig zu einer Verbesserung des Problems.

Häufig wird im Pflegealltag Toilettentraining mit Toilettenbegleitung verwechselt. Toilettentraining ist eine bewusst gewählte kontinenzfördernde Strategie, die ein konkretes Ziel verfolgt. Der Impuls geht hier von der Pflege aus. Diese Impulse können, je nach vorhandenen Ressourcen seitens der Betroffenen, von unterschiedlicher Intensität sein:

- Der Betroffene geht selbstständig zur Toilette anhand eines mit der Pflegefachkraft gemeinsam erstellten Ausscheidungsplans.
- Die Pflegeperson erinnert regelmäßig an den Toilettengang und der Betroffene geht dann alleine zum WC.

- Das Anbieten und Begleiten zur Toilette bis hin zu verschiedenen Graden der Unterstützung beim Transfer und Lösen der Bekleidung.

Bei Toilettenbegleitung dagegen geht der Impuls vom Patienten oder Bewohner aus, in dem er um Unterstützung beim Toilettengang bittet. Die meisten Studien befassen sich mit der Notwendigkeit und Wirksamkeit des Toilettentrainings am Tag. Es besteht im allgemeinen Konsens darüber, dass Toilettengänge nur dann in der Nacht angeboten werden sollen, wenn die betroffene Person wach und ansprechbar ist bzw. sie es wünscht geweckt zu werden (Hayder, 2007; Leitlinie Harninkontinenz der Deutschen Gesellschaft für Geriatrie, 2005). Die Erholung durch den nächtlichen Schlaf ist vorrangig.

Voraussetzungen für das Toilettentraining

Die professionelle Pflege nimmt bei dieser kontinenzfördernden Maßnahme einen besonderen Stellenwert ein, da das Toilettentraining zu ihrem Aufgabenbereich gehört. Aus diesem Grund ist es von großer Bedeutung, dass Pflegefachkräfte über die verschiedenen Ansätze und Ziele des Toilettentrainings informiert sind, um diese Maßnahme gezielt einzusetzen.

Bei den Betroffenen ist u. a. die Analyse der Fähigkeiten und Abhängigkeiten beim Ablauf des Toilettengangs wichtig. Von weiterer entscheidender Bedeutung für die erfolgreiche Umsetzung von Toilettentraining ist die Motivation des Pflegepersonals, der pflegenden Angehörigen sowie die Motivation bzw. Fähigkeit zur Kooperation des Betroffenen selbst. Nur so kann das höchste Maß an Kontinenz für die betroffene Person erreicht werden.

In Einrichtungen der stationären Altenhilfe sind Pflegende mit einer hohen Anzahl inkontinenter Personen konfrontiert. Die Implementierung von Toilettentrainingsprogrammen und deren konsequente kontinuierliche Durchführung stellt meist eine besondere Herausforderung dar. Hier sind die Verantwortlichen der Einrichtungen gefordert, für die entsprechenden Rahmenbedingungen zu sorgen, damit die Pflegenden diese Aufgabe leisten können. Folgende Maßnahmen können hierfür ergriffen werden: Schulungen der Mitarbeiter, Analyse der Arbeitsabläufe (z. B. pflegefremde Tätigkeiten zu Gunsten von Toilettentraining minimieren) sowie ausreichend Personal zur Verfügung stellen.

Förderliche und hemmende Stimuli einer Miktion

Um das Ausscheidungsverhalten insbesondere bei Personen mit kognitiven Einschränkungen durch Toilettentraining zu verändern, ist es zunächst wichtig, sich «normale», in der frühen Kindheit antrainierte Stimuli einer Miktion zu vergegenwärtigen (Willington, 1975 zitiert in Roe, 1992):

- Volle Blase
- Sitzende Position auf einer Toilette
- Die «korrekte» Umgebung
- Keine Kleidung (Unterkörper)

Das Körpergefühl «Reiz einer gefüllten Blase» in Kombination mit der sitzenden Position mit entblößtem Unterkörper auf der Toilette in einem warmen und gut gelüfteten Toilettenraum bei gewahrter Intimsphäre sind bedeutende Faktoren, um eine Entleerung der Blase anzuregen. Zusätzlich können weitere Stimuli eingesetzt werden, wie z. B. das Geräusch von laufendem Wasser. Demzufolge macht es wenig Sinn, dem Patienten oder Bewohner einen Toilettengang anzubieten bzw. auf die Toiletten zu setzen, wenn die Blase nicht gefüllt ist. Kleidung am Unterkörper ist ein wesentlicher hemmender Faktor, da es gegen die Natur des Menschen ist, die Ausscheidung in die Kleidung zu verrichten. Möglicherweise interpretieren Menschen mit Demenz Inkontinenzvorlagen als Kleidung und entfernen diese deshalb bei Harndrang. Ein weiteres Hemmnis können Schmerzen z. B. beim Sitzen auf der Toilette/Toilettenstuhl sein. Auch die Art und Weise der Zuwendung durch die Pflegeperson (z. B. freundlich und ermunternd oder eher passiv und «neutral») ist hier von erheblichem Einfluss.

Formen des Toilettentrainings

1. Angebotener Toilettengang (Prompted voiding)
Diese Form des Toilettentrainings wird meist bei Personen mit kognitiven Einschränkungen in Langzeitpflegeeinrichtungen eingesetzt. Ziel ist es, die Wahrnehmung der Betroffenen für die Blasenkontrolle und durch wiederholte Sensibilisierung die selbstinitiierten Toilettengänge zu erhöhen. Schlüsselfaktoren dieser Methode sind soziale Interaktion sowie Lob und Bestätigung. Das Vorgehen bei dieser Intervention besteht meistens aus folgenden Komponenten, die in Anlehnung an die Leitlinie Harninkontinenz der Deutschen Gesellschaft für Geriatrie (2005) beschrieben werden.

- Die betroffene Person wird in regelmäßigen Zeitabständen (z. B. zwei bis drei Stunden) gefragt, ob er/sie nass oder trocken ist. So soll die Wahrnehmung für die Blase erhöht werden.
- Die Antwort wird überprüft und verbal rückgemeldet.
- Anschließend wird gefragt, ob er/sie Unterstützung beim Toilettengang möchte. Wenn der Toilettengang abgelehnt wird, wird das Angebot bis zu dreimal wiederholt.
- Der Toilettengang wird nur dann unterstützt, wenn die betroffene Person es wünscht.
- Bei erfolgreichem Toilettengang wird der Betroffene gelobt, zu seinem Platz zurück begleitet, er bekommt ein Getränk angeboten und den Zeitpunkt des nächsten Toilettenganges angekündigt.

Der «angebotene Toilettengang» ist in Vergleich zu anderen Formen des Toilettentrainings gut untersucht. In der Richtlinie des University of Iowa Gerontological Nursing Intervention Research Center (Lyons und Specht, 1999) wird empfohlen, folgende Kriterien in einem Zeitraum von drei Tagen zu erheben, um so die Ansprechbarkeit auf dieses Training zu überprüfen zu können. Diese Kriterien wurden aufgrund der Studienlage identifiziert und gelten als mögliche Erfolgsfaktoren für dieses Programm.

- Normale Blasenkapazität (> 200 ml und < 700 ml).
- Maximales Miktionsvolumen > 150 ml.
- Restharn < 100 ml.
- Die Ausgangsrate der inkontinenten Ereignisse liegt unter vier in 12 Stunden.
- Die betroffene Person kann Harndrang wahrnehmen und ihn äußern.
- Mindestens 50 % der Miktionen erfolgen am ersten Tag auf der Toilette oder in mobile Toilettenhilfen.
- Innerhalb der ersten drei Tage wird mehr als 66 % erfolgreich auf der Toilette oder in mobile Toilettenhilfen ausgeschieden.
- Höhere Anzahl der selbstinitiierten Toilettengänge.
- Anteil der inkontinenten Ereignisse sinkt während der ersten drei Tage um 20 %.

Die Wirksamkeit des «Angebotenen Toilettengangs» konnte in verschiedenen Studien belegt werden. Allerdings liegen hierzu keine Langzeitstudien vor (Eustice et al., 2004). In der o. g. Richtlinie wird betont, dass es bis zum vollen Ansprechen auf dieses Toilettentraining auch mehrere Wochen dauern kann. Deshalb sind die aufgeführten Erfolgsfaktoren nicht als «absolut» zu verstehen, sondern eher als richtungsweisend.

Angenommen, eine demenzkranke inkontinente Person wird gemäß der Prozedur des «Angebotenen Toilettengangs» regelmäßig über mehrere Tage gefragt und lehnt die Unterstützung zum Toilettengang stets ab. Die Pflegefachkräfte müssen hier überlegen, ob z. B. die Frage nach Toilettengang aufgrund der kognitiven Einschränkungen überhaupt verstanden wurde oder ob andere Gründe vorliegen können. In dieser Situation ist zu empfehlen, der betroffenen Person die «Sicht» auf die Toilette zu ermöglichen, um so «frühere» Verhaltensweisen in Erinnerung zu rufen. Viele Menschen mit Demenz wissen erst beim Anblick der Toilette, was von ihnen gewünscht wird und verrichten dann oftmals die Ausscheidung in der richtigen Reihenfolge. Ist das nicht der Fall, kann es je nach Kooperationsfähigkeiten des Betroffenen hilfreich sein, ihn auf die Toilette zu setzen und die auf Seite 95 beschriebenen Stimuli zur Miktion zu nutzen.

2. Toilettengang zu festgelegten Toilettenzeiten (Timed voiding)
Bei dieser Toilettentrainingsform wird der Toilettengang meist durch Pflegende in einem festgelegten Zeitintervall initiiert. Ziel ist es, die Anzahl der inkontinenten Ereignisse zu reduzieren bzw. zu vermeiden. Im Vergleich zum «Angebotenen Toilettengang» geht es hier weniger darum, die betroffene Person durch positive Rückmeldung und Bestätigung zu mehr Eigeninitiative anzuregen (Ostaszkiewicz et al., 2004a).

«Festgelegte Toilettenzeiten» können bei Personen hilfreich sein, die eine reduzierte Wahrnehmung für ihre Blasenfüllung haben (Doughty, 2000). Denn häufig tritt erst bei einer bestimmten Blasenfüllung Harndrang unvermittelt ein und die Toilette kann nicht mehr rechtzeitig erreicht werden.

«Festgelegte Toilettenzeiten» können auch bei Personen mit einer Stressinkontinenz eingesetzt werden. Beispielsweise wenn der ungewollte Urinverlust beim Husten nur bei einer bereits «gut gefüllten Blase» auftritt. Bei einer 45-jährigen Frau wurde festgestellt, dass sie meist nur dann Symptome einer Stressinkontinenz (beim Husten) hat, wenn sie bei einer Blasenfüllung von 400 bis 500 ml nur etwa alle vier bis fünf Stunden die Toiletten aufsucht. Bei dreistündigen Toilettengängen sind die Beschwerden deutlich besser geworden.

Diese Form des Toilettentrainings wird vermutlich am meisten von Pflegenden eingesetzt. Der Zeitplan ist erfahrungsgemäß dem Arbeitsablauf auf den jeweiligen Stationen angepasst. Meistens wird der Toilettengang in einem drei- bis vierstündigem Intervall angeboten, wie z. B. nach dem morgendlichen Aufstehen, nach den Mahlzeiten und vor dem zum Bett gehen.

Die Wirksamkeit dieser Methode ist bislang unzureichend untersucht. Es scheint jedoch, dass diese Maßnahme am einfachsten im Pflegealltag bei einem großen Anteil von inkontinenten, kognitiv und körperlich eingeschränkten Personen einzusetzen ist (Leitlinie Harninkontinenz der Deutschen Gesellschaft für Geriatrie, 2005).

Fallbeispiel
Frau K., 86 Jahre wird eine Woche nach einem Schlaganfall von der Uniklinik in ein geriatrisches Krankenhaus überwiesen. Nebendiagnosen sind: Arterielle Hypertonie, kompensierte Niereninsuffizienz und eine reaktive Depression.

Inkontinenzanamnese
Eine persönliche Anamnese ist nicht möglich, da die Patientin unzureichend orientiert ist. Sie hat einen transurethralen Blasenverweilkatheter, der vermutlich in der Akutphase gelegt wurde (es lagen keine schriftlichen Informationen vor). Laut Trinkprotokoll liegt die tägliche Trinkmenge bei 900 ml.

Funktionelle Fähigkeiten/Einschränkungen
Frau K. benötigt seit dem Schlaganfall einen Rollstuhl, sie kann nicht stehen und hat Gleichgewichtsstörungen beim Sitzen. Sie braucht zwei Personen für den Transfer vom Bett in den Rollstuhl.

Soziale Situation
Frau K. ist seit Jahren verwitwet und hat sich mit Hilfe einer Haushaltshilfe bislang selbst versorgt.

Vorliegende Risikofaktoren für Inkontinenz
Schlaganfall, eingeschränkte Mobilität und Kognition.

Ergebnisse der interdisziplinären differenzierten Einschätzung
Urinbefund: Unauffällig bei liegendem Blasenverweilkatheter

Blutuntersuchung: Die harnpflichtigen Substanzen waren leicht erhöht.

Rektale Untersuchung: Kotsteine im Rektum

Beobachtung: Frau K. betätigt nie die Klingel um sich zu melden; zum Trinken muss sie stets aufgefordert werden, häufig lehnt sie das Getränk ab, in dem sie die Lippen zusammenpresst.

Interpretation der bislang vorhandenen Befunde: Es besteht eine Obstipation. Die Harnkontinenzsituation ist bei liegendem Blasenverweilkatheter nicht zu beurteilen.

Einordnung in die Kontinenzprofile: Es besteht eine «Abhängig kompensierte Harninkontinenz» bei liegendem Blasenverweilkatheter.

In Anbetracht der schweren Funktionsausfälle und der sozialen Situation von Frau K. erscheint es nicht realistisch, dass Frau K. nach Hause entlassen werden kann.

Pflegeziele
Nahziele:

- «Abhängig kompensierte Inkontinenz ohne Blasenverweilkatheter» innerhalb einer Woche
- Regelmäßigen Stuhlgang (dreimal in der Woche)

Maßnahmen

- Abführende Maßnahmen (manuelles Ausräumen der Kotsteine und Klistier)
- Entfernung des Blasenverweilkatheters
- Wiederholte Restharnkontrollen
- Miktionsprotokoll
- Adäquate Inkontinenzvorlage
- Kontaktaufnahme mit dem Sozialdienst

Teilergebnis
Die Restharnkontrollen waren wiederholt unter 100 ml. Die abführenden Maßnahmen waren erfolgreich, Frau K. bekam jeden dritten Tag ein Klistier. Sie hatte keine Wahrnehmung für Stuhldrang und kotete kurz nach der Abführmaßnahme ein. Es wurde über drei Tage ein Miktionsprotokoll geführt. Frau K. meldete sich nie zum Wasserlassen. Die Vorlagen wurden alle drei Stunden überprüft, meistens waren diese bereits nass. Die Trinkmenge betrug etwa 1000 ml.

Die Zuordnung in die medizinischen Inkontinenzdiagnosen ist schwierig, da die Symptome hier wenig richtungweisend sind. Es konnte nicht erhoben werden, ob Harndrang mit der Inkontinenz verbunden war. Durch die Restharnbestimmung wurde eine Harnretention ausgeschlossen.

Fernziele:

- «Abhängig erreichte Kontinenz» am Tag
- «Abhängig kompensierte Inkontinenz» in der Nacht

Maßnahmen

- Toilettentraining zu festgelegten Entleerungszeiten in einem zweieinhalbstündigen Intervall. Eingesetzte Hilfsmittel: Toilettenstuhl und ggf. Steckbecken
- Weiterhin abführende Maßnahmen (jeden dritten Tag ein Klistier)
- Physiotherapie
- Ergotherapie
- Adäquate Inkontinenzvorlage

Verlauf

Da der Transfer zum Beginn der Therapie aufwändig war, wurden die Toilettengänge in Kooperation mit der Physiotherapie durchgeführt. Die Mitarbeiter der Physiotherapie setzten Frau K. auf den Toilettenstuhl, die Pflegenden übernahmen den Rücktransfer. Die Miktion konnte durch die gesetzten Reize (richtige Umgebung, sitzende Position auf Toilettenstuhl) meist ausgelöst werden. Zu Beginn der vierten Woche meldete sich Frau K. manchmal für den Toilettengang.
Sie erlangte beim Sitzen Rumpfstabilität und brauchte eine Hilfsperson für den Transfer. Frau K. brauchte viel emotionale Zuwendung, da sie zunehmend ihre neue Lebenssituation realisierte.
Eine Entlassung zurück in die häusliche Situation war nicht möglich, deshalb wurde Kontakt vom Sozialdienst mit einer Langzeitpflegeeinrichtung aufgenommen.

Ergebnis

Nach sechs Wochen hatte sich die Kontinenzsituation deutlich verbessert. Frau K. erreichte am Tag bei drei- bis vierstündigen Toilettenzeiten das Kontinenzprofil «Abhängig erreichte Kontinenz», sie meldete sich teilweise zum Wasserlassen. Auf die abführenden Maßnahmen konnte verzichtet werden, da sie immer in Kombination mit den Toilettengängen täglich Stuhlgang hatte. Nachts bestand überwiegend das Profil «Abhängig kompensierte Inkontinenz».

Anhand der Situation von Frau K. wurde verdeutlicht, dass Blasenverweilkatheter frühest möglich entfernt und kontinenzfördernde Maßnahmen eingeleitet werden sollen. Dies ist ein Teil der Frührehabilitation nach einem Schlaganfall. So konnte bei dieser schwer betroffenen Patientin die Kontinenzsituation erheblich verbessert werden, die festen Toilettenzeiten waren eine erfolgreiche Strategie. Es wurde auch verdeutlicht, dass die Förderung der Kontinenz die Aufgabe aller Mitarbeiter im therapeutischen Team ist. Wichtig hierbei ist, dass die Pflege die anderen Berufsgruppen mit einbezieht und eine koordinierende Rolle einnimmt.

3. Toilettengang zu individuellen Entleerungszeiten (Habit training)
Bei dieser Form des Toilettentrainings sind die geplanten Entleerungszeiten den individuellen Ausscheidungsmustern der Betroffenen angepasst (Colling et al., 1993). Diese Methode kann bei kognitiv eingeschränkten Personen angewandt werden sowie bei kognitiv intakten Personen, die nicht von einem Verhaltenstraining, wie z. B. Blasentraining profitieren (Ostaszkiewicz et al., 2004b). Sie können ebenfalls bei bewegungseingeschränkten Personen eingesetzt werden.

Voraussetzung ist anhand eines Miktionsprotokolls das Ausscheidungsmuster zu erheben und auf dessen Grundlage den individuellen Toilettenplan zu erstellen. Die geplanten Entleerungszeiten liegen dann vor dem voraussichtlichen inkontinenten Ereignis (Ostaszkiewicz et al., 2004b).

Dieses Vorgehen ist dann empfehlenswert, wenn ein individuelles Entleerungsmuster festgestellt werden kann (Leitlinie Harninkontinenz der Deutschen Gesellschaft für Geriatrie 2005). Die «individuellen Entleerungszeiten» können insbesondere für pflegende Angehörige eine große Entlastung sein. Aufgabe der professionellen Pflege ist es, beim Erstellen des Toilettenplanes behilflich zu sein, diese Maßnahme zu begleiten und eine evtl. erforderliche Neuanpassung zu unterstützen.

Fallbeispiel
Herr O. ist 78 Jahre, lebt alleine zu Hause. Er leidet unter der Parkinsonschen Krankheit, an Diabetes mellitus (insulinpflichtig) und an einer Herzinsuffizienz. Der ambulante Pflegedienst kommt täglich einmal zur Insulinverabreichung und einmal in der Woche zur Unterstützung beim Duschen. In letzter Zeit fällt auf, dass er nach Urin riecht und die Unterbekleidung von Herrn O. des Öfteren nass ist.
In der wöchentlichen Teambesprechung wird die Situation von Herrn O. diskutiert. Es wird beschlossen, dass eine männliche Pflegefachkraft ihn darauf anspricht, da alle den Eindruck haben, dass ihm ein Gespräch mit weiblichen Pflegefachkräften peinlicher wäre.

Risikofaktoren für Harninkontinenz
Morbus Parkinson, Diabetes mellitus, eingeschränkte Mobilität, Diuretikum.

Aktuelles Kontinenzprofil
«Nicht kompensierte Harninkontinenz».

Differenzierte Einschätzung
Die Pflegefachkraft spricht Herrn O. beim nächsten Hausbesuch an: Das Problem besteht seit etwa fünf Wochen. Er spürt immer, wenn er Wasser lassen muss, erreicht aber teilweise die Toilette nicht rechtzeitig. Der Harndrang trete häufig unvermittelt ein und er sei

einfach nicht schnell genug. Er habe nicht das Gefühl einer unvollständig entleerten Blase, kein Brennen beim Wasserlassen. Seitdem das Diuretikum erhöht werden musste (vor zwei Wochen) sei es schlimmer geworden. Nachts müsse er zweimal aufstehen. Er trinke ausreichend (zwei Liter). Die Blutzuckerwerte sind in den letzten Monaten immer im Normbereich. Er hat täglich Stuhlgang.

Medikamente
Er nimmt zwei verschiedene Wirkstoffe zur Behandlung des Morbus Parkinson ein, ein Diuretikum (40 mg Furosemid) am Morgen sowie Insulin einmal täglich.

Zur Funktionellen Inkontinenz
Während des Gesprächs musste Herr O. auf die Toilette und die Pflegefachkraft begleitete ihn. Er kann nur mühevoll aufstehen, geht dann kleinschrittig und langsam zum WC, das am Ende des Flures liegt (etwa sechs Meter vom Wohnzimmer entfernt). Er kann die Kleidung selbst langsam lösen, dabei gehen bereits kleine Mengen Urin ab. Herr O. hat Toilettenpapier in die Unterhose eingelegt.

Psychosoziale Situation
Er ist seit einem Jahr verwitwet, ein Sohn wohnt in der näheren Umgebung, es besteht täglicher telefonischer Kontakt. Eine Haushaltshilfe kommt zweimal wöchentlich für Putzarbeiten und zum Einkaufen. Die Wäsche wird von der Schwiegertochter gewaschen. Manchmal wäscht er die Unterhosen per Hand vor, da es ihm peinlich ist, ihr die verschmutzte Wäsche mitzugeben. Er nimmt dreimal in der Woche den Service «Essen auf Rädern» in Anspruch. Er sagt, er sei froh, dass er nun endlich mit Jemanden darüber sprechen kann, da ihn diese Situation sehr belaste und er große Angst habe vor einer Verschlechterung. Herr O. wünscht sich wieder Kontinenz zu erlangen und ist bereit, ein Toilettentagebuch über drei Tage zu führen. Zum Abmessen der Urinmenge wird ein Haushaltsbecher genommen, den Herrn O. nicht mehr braucht. Zuvor gibt ihm die Pflegefachkraft mehrere Muster von zwei verschiedenen Inkontinenzvorlagen zum Ausprobieren.

Auswertung Miktionsprotokoll
Alle Miktionsprotokolle zeigten ein ähnliches Ausscheidungsmuster: Sieben bis acht Miktionen in 24 Stunden. Er muss einmal nachts zum Wasserlassen aufstehen. Die Trinkmenge liegt bei etwa 1,5 bis 2 Liter, überwiegend gleichmäßig über den Tag verteilt, zum Frühstück trinkt er zwei Tassen grünen Tee. Die Toilettengänge erfolgen von acht bis zwölf Uhr alle eineinhalb Stunden, nachmittags etwa alle 4 Stunden. Die inkontinenten Ereignisse waren fast immer am Vormittag (nach Einnahme des Diuretikums), nur einmal in der Nacht und am Nachmittag. Herr O. schätzte diese als kleinere bis mittlere Mengen ein. Er brauchte zwei bis drei Inkontinenzvorlagen pro Tag. Die Kleidung war immer trocken. Die Miktionsvolumina liegen bei 200 bis 300 ml.

Da keine Hinweise auf eine Harnwegsinfektion und eine Blasenentleerungsstörung bestanden, wurden hierzu keine weiteren Schritte veranlasst.

Interpretation
Form der Harninkontinenz: Funktionelle Inkontinenz, Symptome einer Dranginkontinenz. Einordnung in die Kontinenzprofile: «Unabhängig kompensierte Inkontinenz» am Tag und in der Nacht.

Pflegeziel
«Unabhängig erreichte Kontinenz».

Maßnahmen

- Toilettentraining zu individuell festgelegten Zeiten zu folgenden Uhrzeiten: 9.00, 10.00, 11.00, 12.00, 16.00, 19.00 Uhr.
- Information über Getränke
- Information bezüglich Sturzgefahr bei Harndrang und Mobilitätseinschränkung
- Mobile Toilettenhilfe (Urinflasche)
- Kontakt mit dem Hausarzt (nach Rücksprache mit Herrn O.)
- Information über Kontinenzproblem
- Verordnung von Inkontinenzvorlagen

Ergebnis
Bereits nach einer Woche erreichte Herr das Profil «Unabhängig erreichte Kontinenz». Er wollte die Urinflasche nur zur Nacht einsetzen. Der Hausarzt schlug Herrn O. vor, die Dosis des Diuretikums zu verteilen (je 20 mg morgens und mittags), um die Symptomatik zu lindern und ihm so die stündlichen Toilettengänge am Vormittag zu ersparen. Herr O. wollte jedoch lieber nachmittags seine «Ruhe haben» für kleinere Unternehmungen außer Haus.

An der Situation von Herrn O. wird deutlich, wie wichtig es ist, frühzeitig Betroffene auf das Problem anzusprechen und den Hausarzt einzubeziehen.

Möglichkeiten und Grenzen des Toilettentrainings
Anhand des bislang Dargestellten und der Praxiserfahrung wird deutlich, dass Toilettentraining eine bedeutende kontinenzfördernde Strategie für Personen mit kognitiven und körperlichen Einschränkungen ist. Weitere pflegewissenschaftliche Untersuchungen hierzu sind gefordert. Vielleicht hat manche Pflegefachkraft beim Lesen gedacht, dass Toilettentraining in dieser aufgezeigten Differenzierung im Alltag zwar wenig praktiziert wird, die verschiedenen Umsetzungsmethoden jedoch durchaus «vertraut» sind. Den Autoren ist es wichtig an dieser Stelle zu betonen, dass die dargestellten Formen nicht ausschließlich in dem Sinne verstanden werden sollen, diese in ihrer «Reinform» umzusetzen. Sie sollen vielmehr eine Anregung zur Reflexion der bisherigen Umsetzung sein, um ggf. individuellere Herangehensweisen entwickeln zu können.

Die Möglichkeiten und somit auch die Grenzen die zum Erfolg dieser Maßnahme führen bzw. diese einschränken können, ergeben sich aus den vorherrschenden Rahmenbedingungen der Settings in denen die Betroffenen von professioneller Pflege betreut werden, der Fachkompetenz der Pflege, der Motivation aller Beteiligten sowie den vorhandenen Ressourcen der von Inkontinenz betroffenen Personen. Häufig ist Kontinenzförderung gerade bei dieser, meist gebrechlichen Zielgruppe, eine Gratwanderung zwischen «guten und schlechten Tagen». Gemeint ist, dass die Tagesform dieser Patienten/Bewohner teilweise große Schwankungen aufweisen kann. Dementsprechend muss die Pflegefachkraft unter Umständen täglich neu entscheiden, ob bei dieser Person das Toilettentraining durchgeführt werden kann bzw. dieses modifiziert werden muss. Dies sind anspruchsvolle Pflegeentscheidungen.

Nicht selten berichten Pflegende, dass manche Patienten/Bewohner häufig oder immer den angebotenen Toilettengang ablehnen und dass sie dadurch in den Konflikt von «Kontinenzförderung versus Respektierung der Selbstbestimmung des Betroffenen» geraten. Es ist wichtig, diese schwierigen Situationen im Team wiederholt zu reflektieren, um zu gemeinsamen Lösungen zu kommen. Hier können auch interdisziplinäre Fallbesprechungen entlastend sein.

Im Weiteren wird auf die Möglichkeiten und Grenzen innerhalb verschiedener Settings eingegangen.

Ambulante Pflege

In der ambulanten Pflege variieren meist die Häufigkeit und die Intensität des Kontakts mit der betroffenen Person sehr. So kann es sein, dass die Frequenz der Kontakte mit der professionellen Pflege von einmal in der Woche bis mehrmals täglich ist, das heißt Pflegende können nur in ihrer zu Verfügung stehenden Zeit entsprechend kontinenzfördernd tätig sein. So ist es von großer Bedeutung, die pflegenden Angehörigen mit einzubeziehen und auch zugleich deren Möglichkeiten und Grenzen zu reflektieren. Nicht selten sind pflegende Angehörige von betagten Personen gleichaltrig und durch die Pflegesituation häufig am Rande ihrer emotionalen und körperlichen Kräfte. Je aufwändiger der Unterstützungsbedarf bei der Verrichtung der Ausscheidung ist, umso unrealistischer ist es teilweise, den Toilettengang gewährleisten zu können. Insbesondere die Unterstützung bei der nächtlichen Ausscheidung erleben viele Angehörige als besonders kräftezehrend, auch dann, wenn mobile Toilettenhilfen vorhanden sind. In solchen Situationen ist es Aufgabe der professionellen Pflege, die Angehörigen zu entlasten und wenn möglich, mit der zu pflegenden Person diese Grenzen aufzuzeigen. Es kann sein, dass dadurch vermehrte inkontinente Ereignisse bedingt sind. Hier muss die Pflegefachkraft dann über Möglichkeiten der Kompensation beraten.

Einrichtungen der stationären Altenhilfe

Wie bereits dargestellt, weist dieses Setting eine hohe Dichte von inkontinenten Personen auf. Um die vorhandenen personellen Ressourcen gezielt einzusetzen, gilt es diejenigen Bewohner zu identifizieren, die von Toilettentrainingsprogramm profitieren können. Es macht z. B. wenig Sinn bei einem demenzkranken Bewohner im Endstadium Toilettentraining durchzuführen, hier steht eine fachgerechte Kompensation der Inkontinenz im Vordergrund. Toilettentraining ist bei stark mobilitätseingeschränkten Menschen meist die einzige Maßnahme, die mit allgemeiner Mobilisation verbunden ist. Wenn bei diesen Bewohnern Toilettentraining erfolglos ist (z. B. die Miktion auf Toilette/Toilettenstuhl nicht möglich ist) und Toilettentraining deshalb nicht mehr durchgeführt wird, gilt es zu reflektieren, ob und wann bei diesen Personen eine allgemeine Mobilisation alternativ ermöglicht werden kann.

Wenn bei den von Toilettentraining profitierenden Bewohnern dieses aufgrund struktureller Rahmenbedingungen nicht kontinuierlich umgesetzt werden kann (es geht hier nicht um Ausnahmesituationen, sondern um den Regelfall), dann sind professionell Pflegende aller Hierarchieebenen in der Pflicht, die Verantwortlichen der Einrichtung zu informieren und auf dieses Defizit aufmerksam zu machen.

Krankenhaus

Wie bereits aufgeführt, kommen Personen mit kognitiv und/oder körperlichen Einschränkungen und Kontinenzproblemen nahezu immer wegen anderer akuten Erkrankungen ins Krankenhaus. Ein Ergebnis im Rahmen der Implementierungsphase des Expertenstandards in den Krankenhäusern war, das Diagnostik und Therapie von Harninkontinenz aufgrund der kurzen Verweildauer und der im Vordergrund stehenden medizinischen Problematik teilweise wenig umsetzbar war (DNQP, 2007). Dies ist nachvollziehbar. Trotzdem ist darüber zu diskutieren, ob «zu viel» von den Grenzen und «zu wenig» von realisierbaren Möglichkeiten gesprochen wird.

4.5 Beckenbodentraining

Eine geschwächte Beckenbodenmuskulatur kann Auslöser einer Harninkontinenz sein. Das Training der Beckenbodenmuskulatur stellt daher eine sinnvolle Maßnahme der Kontinenzförderung dar.

Gerade Frauen wird immer wieder das Beckenbodentraining «für Zwischendurch» empfohlen. So sollte man die Übungen beim Warten auf den Bus oder ähnlichen Gelegenheiten durchführen. Da viele Frauen in der Pflege tätig sind und Tätigkeitsbereiche wie schweres Heben den Beckenboden belasten können, sind Informationen über das Beckenbodentraining beruflich aber auch privat von Nutzen.

Besonders lange existiert das Beckenbodentraining noch nicht. Die Übungen gehen zurück auf A. H. Kegel der eine Studie veröffentlichte, bei der es um die Stärkung des Beckenbodens nach Entbindungen ging (Kegel, 1948). Aus diesem Grund sind Übungen zur Stärkung der Beckenbodenmuskulatur auch als Kegelübungen bekannt.

Wer profitiert davon?
Beckenbodentraining kann von Personen jeden Alters durchgeführt werden. Allerdings muss die Person den Trainingsanweisungen geistig folgen können.

Vor allem Frauen mit Belastungsinkontinenz und Frauen mit Mischinkontinenz, die gleichzeitig ein Verhaltenstraining durchführen, profitieren vom Beckenbodentraining. Auch Frauen mit Dranginkontinenz und Männer, die durch die Folgen einer Prostataoperation an Inkontinenz leiden, sollen von dieser Intervention profitieren, jedoch liegen dazu bisher wenige wissenschaftliche Erkenntnisse vor (Berghmans et al., 1998; Hay-Smith et al., 2001; Sampselle, 2000; Wyman, 2000).

Wissenschaftlich am besten untersucht ist die Gruppe der belastungsinkontinenten Frauen. Für alle Anderen liegen weit weniger gute Studien vor und Langzeiterfolge des Beckenbodentrainings wurden bisher kaum wissenschaftlich erfasst (Hayder, 2007).

Durchführung
Beim Beckenbodentraining wird die Beckenbodenmuskulatur durch Anspannung und Entspannung trainiert. Dies kann mit oder ohne Einsatz von Hilfsmitteln geschehen.

In Deutschland kann das Erlernen des Beckenbodentrainings ärztlich verordnet werden. Die Betroffenen können dann gemeinsam mit einem Physiotherapeuten spezielle Übungen zum Aufbau und zur Kräftigung der Muskulatur erlernen.

Vielerorts verfügen auch Pflegende über umfassende Kenntnisse dieser kontinenzfördernden Maßnahme. Sie haben dann spezielle Kurse zum Beckenbodentraining und der didaktischen Anleitung besucht und können die Patienten oder Bewohner in ihren Einrichtungen direkt unterstützen. In anderen Gesundheitseinrichtungen sehen Pflegende ihre Aufgabe in diesem Gebiet der Kontinenzförderung eher in der Koordination bzw. im Treffen von Absprachen zwischen den einzelnen Berufsgruppen (z. B. Überlegungen mit dem Arzt über den Einsatz von Beckenbodentraining oder der Terminvereinbarung zwischen Patient und Physiotherapeut) und der motivationalen Begleitung der Betroffenen.

Als erster wichtiger Schritt, vor dem Beginn des Trainings, steht die Aufklärung der inkontinenten Person über die Anatomie des Beckens (Berghmans et al., 1998; Bo et al., 1990; Bo et al., 1999; Cammu, van Nylen, 1995; Glazener et al., 2001; Hay-Smith et al., 2001; Lagro-Janssen et al., 1992; Sampselle, 2000; Wyman, 2000).

Anhand eines Models ist es möglich, die Lage von Blase, Harnröhre und Muskulatur zu verdeutlichen. Dies ist sehr wichtig, denn im Gegensatz zur Anspannung der Bauch- oder Armmuskulatur, kann die Anspannung der Beckenbodenmuskulatur nicht ohne weiteres gesehen oder kontrolliert werden. Patienten, die mit einem Beckenbodentraining beginnen, sind oft sehr unsicher, ob sie die richtigen Muskeln anspannen. Aufklärung kann diese Unsicherheit abbauen.

Als positiv bei der Durchführung des Beckenbodentrainings haben sich auch motivationale Faktoren gezeigt. Hierzu zählte der Kontakt mit einem Trainer oder mit einer Übungsgruppe. Diese Treffen können zum Austausch über den jeweiligen Trainingsstand oder der Übungsprogramme genutzt werden (Bo et al., 1990; Bo, Talseth, 1996; Bo et al., 1999; Cammu et al., 1995; Dougherty et al., 1993).

Bei der eigentlichen Trainingstechnik sieht man in den wissenschaftlichen Studien sehr unterschiedliche Vorgehensweisen. Gemeinsam haben diese Studien jedoch eine ausgeprägte Trainingsdauer von drei bis sechs Monaten. Dabei üben die inkontinenten Personen mehrere Male am Tag innerhalb ihres normalen Tagesablaufes (Bo et al., 1999; Cammu et al., 1995; Dougherty et al., 1993; Glazener et al., 2001; Lagro-Janssen et al., 1992).

In einer Empfehlung der Organisation «Agency for Healthcare Research und Quality» aus dem Jahr 1996 wird eine tägliche Übungsanzahl von 30 bis 80 Muskelkontraktionen empfohlen. Dabei sollen die Phase der Muskelanspannung und die Phase der Muskelentspannung jeweils 10 Sekunden andauern.

Beachtet werden sollte, dass bei der Anspannung nicht die Luft angehalten wird, sondern ruhig aus- oder weitergeatmet werden sollte, und die Phase der Entspannung genauso wichtig ist wie die Phase der Anspannung(**Abb. 4-9 bis 4-11**).

4.5.1
Beckenbodentraining mit unterstützender Technik

Das Beckenbodentraining kann allein oder in Verbindung mit unterstützender Technik, die vom Arzt verschrieben wird, erfolgen. Eingesetzt werden können:

1. Biofeedback
Das Biofeedback ist keine eigenständige Intervention, sondern eine unterstützende Technik. Beim Einsatz des Biofeedbacks werden Elektroden vaginal oder rektal eingeführt. Durch diese werden elektrische Aktionspotentiale, die bei der Aktivität der Muskeln entstehen aufgenommen und als akustische oder optische Signale durch das Gerät wiedergegeben.

Mit Hilfe des direkten Feedbacks, welches die trainierende Person auf die Muskelanspannung erhält, wird deutlich, ob die Beckenbodenmuskulatur richtig und in welcher Stärke angespannt wird. Die Wahrnehmung wird gefördert und es ist durch das Biofeedback möglich, einen Lernprozess in Gang zu setzen und die Muskulatur gezielt zu trainieren (Agency for Health Care Policy and Research,

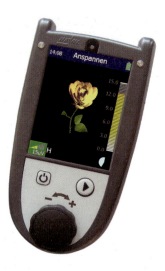

Abbildung 4-6 Biofeedbackgerät «Convita» mit Datenspeicherung zur Therapie der Harn- und/oder Stuhlinkontinenz

1996; Berghmans et al., 1996). Vom Biofeedback scheinen vor allem Frauen mit mittlerer und starker Inkontinenz zu profitieren (Burns et al., 1993).

2. Die Elektrostimulation

Wie beim Biofeedback werden auch bei der Elektrostimulation Elektroden eingesetzt. Hier werden jedoch elektrische Impulse von dem Gerät aus an die Elektroden und von dort an die Muskulatur übertragen. Diese Impulse lösen Kontraktionen der Muskulatur aus, so dass diese passiv trainiert wird. Der Einsatz der Elektrostimulation stellt eine Initialmaßnahme dar und ist vor allem für Personen geeignet, die kaum in der Lage sind, die Beckenbodenmuskulatur selbstständig anzuspannen (Primus, Heidler, 2003).

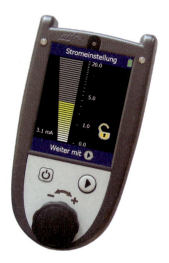

Abbildung 4-7 «Convita+» Kombiniertes Elektrostimulationsgerät zur Therapie der Harn- und/oder Stuhlinkontinenz

4. Maßnahmen zur Kontinenzförderung

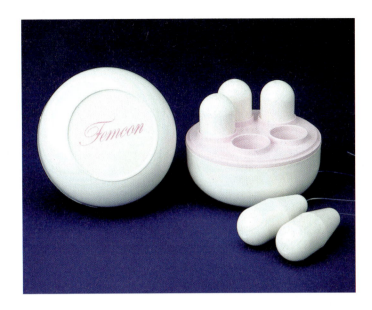

Abbildung 4-8
Vaginalkonen
Femcon

3. Vaginalkonen

Vaginalkonen sind kegelförmige Gewichte und sehen ähnlich aus wie Tampons, bestehen jedoch aus Kunststoff. Es gibt sie in unterschiedlichen (meist fünf oder sechs) Schweregraden. Am Anfang der Therapie führt die Frau die Kone mit dem geringsten Gewicht einige Male am Tag ein und versucht diese durch das Anspannen der Beckenbodenmuskulatur zu halten. Gelingt dies und es kommt nicht zu einem Herausrutschen der Kone, erfolgt der Wechsel zu der nächst schwereren Vaginalkone (Primus et al., 2003; Wyman, 2000).

Es wäre wünschenswert, wenn es mehr wissenschaftliche Untersuchungen zu dieser technischen Unterstützung des Beckenbodentrainings geben würde. Wir wissen noch zu wenig über die Effektivität, so dass momentan nicht gesagt werden kann, dass bei einem Einsatz der unterstützenden Technik das Beckenbodentraining erfolgreicher ist als ohne deren Nutzung (Bo et al., 1999; Hay-Smith et al., 2001; Primus et al., 2003; Wyman, 2000).

Dennoch kommt es immer auf die inkontinente Person selbst an. Beratung ist in diesem Punkt also oberstes Gebot. Dabei geht es um die Erläuterung des Beckenbodentrainings selbst, aber auch dem Einsatz der Technik. Gerade Hilfsmittel die vaginal oder anal eingeführt werden müssen, können auf geringe Akzeptanz stoßen oder als unangenehm empfunden werden. Darauf ist Rücksicht zu nehmen.

Training der Beckenbodenmuskulatur

In Buchhandlungen und im Internet finden sich einige Bücher oder auch DVDs, in denen Übungen für die Beckenbodenmuskulatur dargestellt sind. Anhand der Anleitungen kann das Beckenbodentraining erlernt und so in den Alltag integriert werden.

Einige der Übungen sollen hier vorgestellt werden. Bitte beachten Sie dabei Ihre Atmung: Die Anspannung der Muskulatur erfolgt in der Ausatemphase, wenn Sie einatmen lassen Sie die Muskulatur locker.

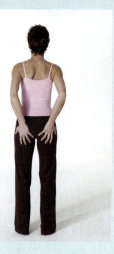

Spreizen Sie die Beine leicht und legen Sie die Hände auf das Gesäß. Körperöffnungen (Harnröhre, Vagina, After) verschließen und den Beckenboden nach innen oben ziehen. Die Hände auf dem Gesäß kontrollieren, ob die Gesäßmuskulatur locker bleibt.

Abbildung 4-9 Beckenbodentraining, Übung 1

Sie knien auf dem Boden, wobei die Knie hüftbreit auseinander aufgestellt sind. Die Stirn kann auf den Händen ruhen. Nun ziehen Sie die Beckenbodenmuskulatur nach innen und oben.

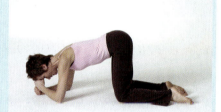

Abbildung 4-10 Beckenbodentraining, Übung 2

Nehmen Sie die Rückenlage ein, winkeln Sie die Beine an und stellen Sie diese hüftbreit auseinander auf den Boden auf. Während Sie die Beckenbodenmuskulatur anspannen, kontrollieren die Hände die lockeren Muskelpartien des Gesäßes.

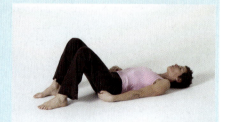

Abbildung 4-11 Beckenbodentraining, Übung 3

Quelle: «Entdeckungsreise zur weiblichen Mitte»; Y. Keller, J. Krucker, M. Seleger; BeBo Verlag & Training GmbH, 8050 Zürich

4.6
Valsalva- und Triggermethoden

Bei der Valsalvatechnik, auch als Credésche Technik bekannt, wird Druck auf den Unterbauch ausgeübt und somit eine Blasenentleerung ausgelöst. Bei der Triggermethode hingegen wird die Blasenregion beklopft. Durch die damit ausgelöste Kontraktion des Blasenmuskels, wird der Urin ausgetrieben. Beide Methoden, die bei neurogenen Blasenfunktionsstörungen angewendet werden, gelten als gefährlich, da sie unter anderem Nierenschädigungen hervorrufen können. Diese Methoden werden insgesamt kritisch diskutiert, sie dürfen nur nach Rücksprache mit dem Arzt eingesetzt werden (Madersbacher, 1999; Madersbacher et al, 2002).

4.7
Doppel- und Dreifachmiktion

Bei dieser Intervention gehen die Betroffenen in einem Abstand von ca. 10 bis 15 Minuten zwei oder dreimal zur Toilette. Ziel dabei ist die vollständige Blasenentleerung, wenn sie mit dem einmaligen Toilettengang nicht zu erreichen ist. Dadurch sollen die Restharnmenge und das damit einhergehende Infektionsrisiko gesenkt werden. Wissenschaftlich ist diese Maßnahme kaum untersucht und zudem umstritten (Madersbacher, H., 2000; Primus et al., 2004; van der Horst, Jünemann, 2004).

4.8
Medikamentöse Behandlung

In der konservativen Behandlung der Harninkontinenz werden häufig, mit individuell sehr unterschiedlichem Erfolg, Medikamente eingesetzt. Im Allgemeinen sollte die medikamentöse Therapie der Harninkontinenz auf Grund von möglichen Nebenwirkungen nur als zusätzliche Therapie zu weiteren Therapieoptionen wie z. B. Blasentraining, Toilettentraining, Beckenbodengymnastik oder anderen Verhaltensinterventionen eingesetzt werden. Die nachfolgende Tabelle (**Tab. 4-1**) soll einen Überblick über häufig bei Harninkontinenz eingesetzte Medikamentenwirkstoffe geben. Zusätzlich sind die jeweiligen Indikationen, relevante Nebenwirkungen und die erhältlichen Darreichungsformen aufgeführt.

Tabelle 4.1: Medikamentöse Therapiemöglichkeiten bei Harninkontinenz

	Wirkstoff-Beispiele (Darreichungsform)	Wirkung	Indikation	Nebenwirkungen und Komplikationen
Anticholinergika	Darifenacin (Retardtablette) Oxybutynin (Tablette, Retardtablette, Pflaster) Propiverin (Tablette) Solifenacin (Filmtablette) Tolterodin (Filmtablette, Hartkapsel) Trospiumchlorid (Filmtablette, Injektionslösung)	Binden an muskarinische Acetylcholin-Rezeptoren Verminderung von unwillkürlichen Detrusorkontraktionen und Harndrangsymptomatik	Dranginkontinenz *oder* Mischinkontinenz *oder* Syndrom der überaktiven Blase	Mundtrockenheit, Sehstörungen, Anstieg des intraokularen Druckes, Verwirrtheitszustände, Obstipation, trockene Haut, Blasenentleerungsstörung (Pflaster: Hautreizung) Sollten <u>nicht</u> bei relevanter Blasenentleerungsstörung eingesetzt werden
Alpha-Blocker	Alfuzosin (Retardtablette, Filmtablette) Doxazosin (Tablette, Retardtablette) Prazosin (Tablette, Kapsel, Retardkapsel) Tamsulosin (Retardtablette, Hartkapsel) Terazosin (Tablette, Retardkapsel)	Binden an Alpha-Rezeptoren Verminderung des Tonus der glatten Muskulatur der Urethra und Prostata	Chronische Harnretention *oder* Dranginkontinenz *im Zusammenhang mit benigner Prostatahyperplasie*	Schwindel, Hypotonie, orthostatische Dysregulation *(Geringstes Risiko bei Tamsulosin)*
Serotonin-Noradrenalin-Wiederaufnahmehemmer (SNRI)	Duloxetin (Hartkapsel)	Wirkt auf Serotonin- und Noradrenalinstoffwechsel im ZNS Wirkmechanismus bei Stressinkontinenz ungeklärt	*mittelschwere bis schwere* Stressinkontinenz	Übelkeit, Mundtrockenheit, Müdigkeit, Schlaflosigkeit, Obstipation, evtl. erhöhte Suizidalität bei jüngeren Patientinnen (≤ 25 Jahre) *(Wird auch als Antidepressivum eingesetzt)*
Östrogene	Estriol (Tablette, Vaginalcreme, Vaginalzäpfchen) Konjugierte Östrogene (Tablette, Pflaster)	Binden an Östrogenrezeptoren Ausgleich eines Östrogenmangels, Schleimhaut wird widerstandsfähiger	Harninkontinenz *bei atrophischer Kolpitis, Urethritis im Zusammenhang mit Östrogenmangel*	Lokale Hautreaktionen, Zwischenblutungen *Sollte nicht eingesetzt werden bei:* Östrogen-rezeptorpositivem Mamma-Ca., vaginalen Blutungen unklarer Genese, Endometrium-Ca., Thromboseneigung

(Quelle: Pfisterer, 2007)

Literatur

Agency for Health Care Policy and Research. (1996). *Urinary incontinence in adults: acute and chronic management. Clinical Practice Guideline Number 2.* AHCPR Publication No. 96–0682, http://www.ncbi.nlm.nih.gov/books/bv.fcgi?call=bv.View..ShowSection&rid=hstat6.chapter.9995.

Berghmans, L. C. M.; Frederiks, C. M. A.; de Bie, R. A.; Weil, E. H. J.; Smeets, L. W. H.; van Waalwijk van Doorn, E. S. C.; Janknegt, R. A.: Efficacy of biofeedback, when included with pelvic floor muscle exercise treatment, for genuine stress incontinence. Neurourology and Urodynamics, 1996, 1: 37–52.

Berghmans, L. C. M.; Hendriks, H. J. M.; Bo, K.; Hay- Smith, E. J.; de Bie, R. A.; van Waalwijk van Doorn, E. S. C.: Conservative treatment of stress urinary incontinence in women: a systematic review of randomized clinical trials. British Journal of Urology, 1998, 181–191.

Bo, K.; Hagen, R. H.; Kvarstein, B.; Jorgensen, J.; Larsen, S.: Pelvic floor muscle exercise for the treatment of female stress urinary incontinence: III. effects of two different degrees of pelvic floor muscle exercises. Neurourology and Urodynamics, 1990, 489–502.

Bo, K.; Talseth, T.: Long-term effect of pelvic floor muscle exercise 5 years after cessation of organized training. Obstetrics and Gynecology, 1996, 2: 261–265.

Bo, K.; Talseth, T.; Holme, I.: Single blind, randomized controlled trial of pelvic floor exercises, electrical stimulation, vaginal cones, and no treatment in management of genuine stress incontinence in women. British Medical Journal, 1999, 7182: 487–493.

Burns, P. A.; Pranikoff, K.; Nochajski, T. H.; Hadley, E. C.; Levy, K. J.; Ory, M. G.: A comparison of effectiveness of biofeedback and pelvic muscle exercise treatment of stress incontinence in older community-dwelling women. Journal of Gerontology, 1993, 4: M167-M174.

Cammu, H.; van Nylen, M.: Pelvic floor muscle exercises: 5 years later. Urology, 1995, 1: 113–118.

Colling, J. C.; Newman, D. K.; McCormick, K. A.; Pearson, P. D. (1993): Behavioral management strategies for urinary incontinence. Journal of ET Nursing 20 (1): 9–13.

Cummings, J. M.; Rodning, C. B.: Urinary stress incontinence among obese women: review of pathophysiology therapy. International Urogynecology Journal and Pelvic Floor Dysfunction, 2000, 1: 41–44.

Deutsches Netzwerk für Qualitätsentwicklung in der Pflege (DNQP) (2007): *Expertenstandard – Förderung der Harnkontinenz in der Pflege. Entwicklung – Konsentierung – Implementierung.*

Doughty, D. B.: Urinary & Fecal Incontinence – Nursing Management, 2000, 2nd Edition, Mosby.

Dougherty, M.; Bishop, K.; Mooney, R.; Gimotty, P.; Williams, B.: Graded pelvic muscle exercise. Effect on stress urinary incontinence. Journal of Reproductive Medicine, 1993, 9: 684–691.

Emmrich, D.; Hotze, E.; Moers, M.: Beratung in der ambulanten Pflege. Kallmeyer, 2006

Eustice, S.; Roe, B.; Paterson, J.: Prompted voiding for the management of urinary incontinence in adults. The Cochrane Library, 2004, (Issue 3).

Fonda, D.; Benvenuti, F.; Cottenden, A.; Dubeau, C.; Kirschner-Hermanns, R.; Miller, K.; Palmer, M.; Resnik, N. M. (2002). Urinary incontinence and bladder dysfunction in older persons. In P. Abrams; L. Cardozo; S. Khoury; A. Wein (Eds.), *Incontinence. 2nd International Consultation on Incontinence Paris, July 1–3, 2001. 2nd Edition 2002.* (pp. 627–695). Plymouth, UK: Health Publication Ltd.

Foster, P.: Behavioral treatment of urinary incontinence: a complementary approach. Ostomy/ Wound Management, 1998, 6: 62–66, 68, 70.

Glazener, C. M. A.; Herbison, G. P.; Wilson, P. D.; MacArthur, C.; Lang, G. D.; Gee, H.; Grant, A. M.: Conservative management of persistent postnatal urinary and faecal incontinence: randomised controlled trial. British Medical Journal, 2001, 1–5.

Hay-Smith, E. J. C.; Bo, K.; Berghmans, L. C. M.; Hendriks, H. J. M.; de Bie, R. A.; van Waalwijk van Doorn, E. S. C.: Pelvic floor muscle training for urinary incontinence in women. Review. The Cochrane Library, 2001, Issue 1.

Hayder, D.: Maßnahmen zur Kontinenzförderung. In DNQP (Ed.), *Expertenstandard Förderung der Harnkontinenz in der Pflege*, 2007, (pp. 65–85). Osnabrück: Fachhochschule Osnabrück.

Hadley, E. C. (1986): Bladdertraining and related therapies for urinary incontinence in older people. Journal of the American Medical Association 256 (3): 372–379.

Kegel, A. H.: Progressive resistance exercise in the functional restoration of the perineal muscles. American Journal of Obstetrics and Gynecology, 1948, 2: 238–248.

Kennedy, A. P.: Bladder re-education for the promotion of continence. IN: Roe, B. Clinical Nursing Practice – The promotion and Management of Continence. Prentice Hall International (UK), 1992, 77–94.

Koch-Straube, U.: Beratung in der Pflege. Huber, Bern, 2001

Lagro-Janssen, A. L. M.; Debruyne, F. M. J.; Smits, A. J. A.; van Weel, C.: The effects of treatment of urinary incontinence in general practice. Family Practice – an International Journal, 1992, 3: 284–289.

Leitlinie Harninkontinenz der Deutschen Gesellschaft für Geriatrie. European Journal of Geriatrics Supplement, 2005, Vol. 7 (2) 1–44.

Lyons, S. S.; Specht, J. K. P. (1999): Prompted voiding for persons with urinary incontinence. In: Titler, M. G. Series on evidence-based practice for older adults. University of Iowa Gerontological Nursing Interventions Research Center, Research Dissemination Core, Iowa City (IA): 47.

Madersbacher, H.: Konservative Therapie der neurogenen Blasendysfunktion. Der Urologe A, 1999, 1: 24–29.

Madersbacher, H.: Die Inkontinenz der Frau im Alter – spezielle therapeutische Gesichtspunkte. Journal für Menopause, 2000, **2:** 7–13.

Madersbacher, H.; Wyndaele, J. J.; Igawa, Y.; Chancellor, M.; Chartier-Kastler, E.; Kovinda, A. (2002). Conservative management in neuropathic urinary incontinence. In P. Abrams; L. Cardozo; S. Khoury;A. Wein (Eds.), *Incontinence. 2nd International Consultation on Incontinence Paris, July 1–3. 2nd Edition 2002.* (pp. 699–754). Plymouth, UK: Health Publication Ltd.

Norton, C. (1999): Praxishandbuch – Pflege bei Inkontinenz. Urban und Fischer, München, Jena.

Ostaszkiewicz, J.; Johnston, L.; Roe, B.: Timed voiding for the management of urinary incontinence in adults. The Cochrane Library, 2004, (Issue 3).

Ostaszkiewicz, J.; Johnston, L.; Roe, B.: Habit retraining for the management of urinary incontinence in adults. The Cochrane Library, 2004b, (Issue 3).

Palmer, M. H.: Urinary incontinence: Management options. Journal of Home Care Medicine, 2003.

Pfisterer, M.: Medikamentöse Therapiemöglichkeiten bei Harninkontinenz. Schulungsunterlagen, 2007, Unveröffentlicht.

Primus, G.; Bliem, F.; Budinsky, M.; Dietersdorfer, F.; Ebner, M.; Fischer, M.; Gebhartl, P.; Häusler, N.; Heidler, H.; Klingler, H. C.; Knoll, M.; Lüftenegger, W.; Madersbacher, H.; Pferschy, J.; Riedl, A.; Überreiter, S.; Wachter, J.: Leitlinien Blasenfunktionsstörungen – neu überarbeitet. Journal für Urologie und Urogynäkologie, 2004, 3: 34–40.

Primus, G.; Heidler, H.: Leitlinien Blasenfunktionsstörungen. Journal für Urologie und Urogynäkologie, 2003, Sonderheft 4: 19–44.

Roe, B. (1992): Clinical Nursing Practice. The Promotion and Management of Continence. Prentice Hall.

Sampselle, C. M.: Behavioral intervention for urinary incontinence in women: evidence for practice. Journal of Midwifery & Women's Health, 2000, 2: 94–103.

Sampselle, C. M.; Palmer, M. H.; Boyington, A. R.; O'Dell, K. K.; Wooldridge, L.: Prevention of urinary incontinence in adults. Nursing Research, 2004, 6S: S. 61–S67.

Stöhrer, M.; Löchner-Ernst, D.; Goepel, M. e. a.: Neurogene Blasenfunktionsstörungen aus urologischer Sicht. Deutsches Ärzteblatt, 1994, 31/32: 1576–1580.

van der Horst, C.; Jünemann, K.-P.: Harninkontinenz beim Mann – Anatomie, Physiologie und Alter. Orthopädie-Technik, 2004, 200–212.

Wallace, S. A.; Roe, B.; Williams, K.; Palmer, M. (2004): Bladder training for urinary incontinence in adults. Review. The Cochrane database of systematic reviews (Issue 1).

Wyman, J. F.; Fantl, J. A.: Bladder training in ambulatory care management of urinary incontinence. Urologic nursing, 1991, 13 (9): 11–17.

Wyman, J. F.: Management of urinary incontinence in adult ambulatory care populations. Annual Review of Nursing Research, 2000, 171–194.

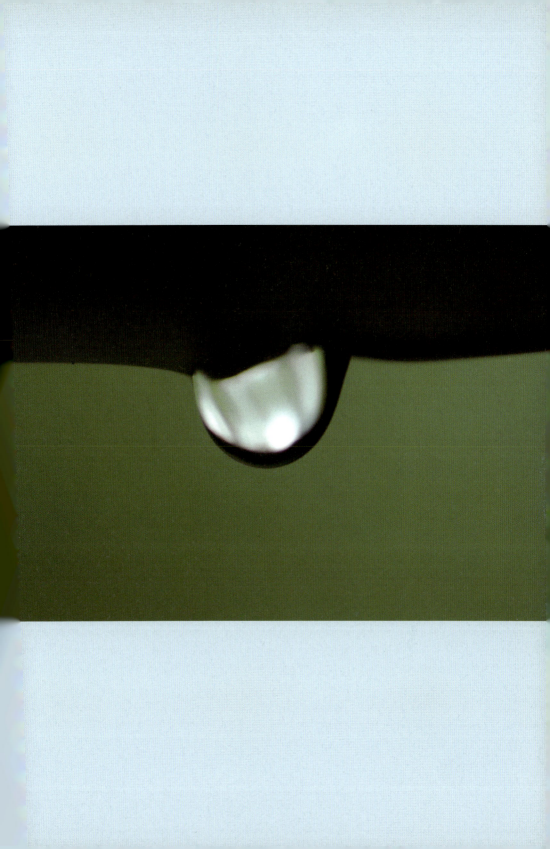

5 Hilfsmittel

In diesem Kapitel werden Hilfsmittel sowohl zur Förderung und Erhaltung der Harnkontinenz sowie zur Kompensation der Harninkontinenz beschrieben. Wiederholungen fachlicher Aspekte mögen dem Leser banal erscheinen. Sie werden bewusst ausführlich angesprochen. Die Zuordnung der Hilfsmittel zu den Aspekten Förderung und Erhaltung der Kontinenz auf der einen Seite und zur Kompensation der Inkontinenz auf der anderen Seite soll das Anliegen der Standardaussage bewusst in das fachliche Handeln der Pflegenden rücken. Fachliche Sicherheit bei der Hilfsmittelauswahl ist zwingend nötig, da Pflegefachkräfte im Rahmen der Kostendiskussion und bei der Erhebung der individuellen Bedarfssituation entsprechende Argumente einbringen müssen. Da qualifizierte Studien zu der Anwendung von Hilfsmitteln nur in geringer Anzahl vorliegen (Hayder, 2007), wird in diesem Kapitel zu einem großen Anteil auf Erfahrungswissen von Experten zurückgegriffen.

5.1 Hilfsmittelberatung

Für Menschen, die von Harninkontinenz betroffen sind, hat der Einsatz von Hilfsmitteln einen wichtigen Stellenwert. Durch sie kann einerseits Kontinenz erhalten oder gefördert werden, andererseits können Hilfsmittel die Teilnahme am sozialen Leben ermöglichen und soziale Einschränkungen die Kontinenzprobleme mit sich bringen können, verhindern. Allerdings ist wichtig, dass inkontinente Personen das für ihre Situation angemessene Produkt erhalten. Pflegefachkräfte, die diesen Personenkreis beraten, brauchen vielfältiges Fachwissen. Neben den Kenntnissen der Symptome, Formen und des Schwergrades von Inkontinenz, der Einschätzung der körperlichen und geistigen Fähigkeiten der inkontinenten Person, sind Fachwissen zu deren anatomischen Voraussetzungen und deren Hautzustand erforderlich. Produktkenntnisse einschließlich Qualitätskriterien und Wissen über die versicherungsrechtlichen Leistungen unseres Sozialsystems, sowie die Beschaffungsmöglichkeiten der Hilfsmittel sind unabdingbar. Zusätzlich sollten die Pflegefachkräfte Zugriff haben zu schriftlichem Informationsmaterial (Patientenratgeber, Merkblätter), um dieses an die betroffenen Personen weiterzugeben. So kann deren Eigenkompetenz unterstützt werden. Patienten anzuleiten und den Umgang mit den Hilfsmitteln einzuüben ist eine wichtige pflegerische Rehabilitationsmaßnahme. Ziel dabei ist, die weitestgehende Selbstständigkeit des Betroffenen in der Handhabung des Hilfsmittels zu erreichen (Fonda et al., 2002).

Für den Anleitungsprozess im Umgang mit den Hilfsmitteln brauchen Pflegefachkräfte auch Grundkenntnisse der Erwachsenenbildung, wie z. B. Motivation als Einflussfaktor beim Lernen, Lernvoraussetzungen u. Lernarten. Sie sind hilfreich um Lernprozesse anzuregen. Inkontinente Personen und deren pflegende Angehörige wünschen sich eine gezielte Beratung, sie sind enttäuscht, wenn sie diese nicht erhalten (Paterson et al., 2003).

Merke: Beratung und Anleitung ist bei der Hilfsmittelversorgung von hohem Stellenwert. Pflegefachkräfte müssen dazu Fachwissen und Beratungskompetenz erwerben.

5.2 Die Auswahl von Hilfsmitteln

Auf dem Hilfsmittelmarkt gibt es eine Vielzahl von Produkten unterschiedlicher Hersteller. Verordnungsfähige Hilfsmittel sind im Hilfsmittelverzeichnis der gesetzlichen Krankenkassen gelistet (s. S. 153). Aus diesem Angebot gilt es das individuell sinnvolle Produkt auszuwählen. Als Auswahlkriterien gelten zum einen Qualitätskriterien, zum anderen die entsprechenden Bedarfe der zu versorgenden Person. Sicherheit im sozialen Umfeld, Selbstständigkeit im Umgang mit dem Hilfsmittel und Wirtschaftlichkeit können nur erreicht werden, wenn beide Kriterien bei der Hilfsmittelauswahl erfüllt sind.

5.2.1 Qualitätskriterien von Hilfsmitteln

Heute wird eine Vielzahl an Hilfsmitteln auf dem Markt angeboten. Die Sicherheit und Verträglichkeit für die Betroffenen hängen besonders von der Qualität der Hilfsmittel ab. Folgende Qualitätskriterien sind bei der Auswahl der Hilfsmittel zu berücksichtigen:

- Dichtigkeit gegen Ausscheidungen und Gerüche
- Unauffälligkeit (optisch, akustisch)
- Tragekomfort
- Sicherheit durch hohe Saug- und Speicherkapazität
- Anpassung an anatomische Voraussetzungen
- Hautverträglichkeit
- Einfache Handhabung (Anwenderfreundlichkeit)
- Möglichkeit Selbstständigkeit zu erhalten und zu fördern

- Wirtschaftlichkeit
- Lagerfähigkeit und Beschaffbarkeit
- Schonung der Umwelt bei der Herstellung und Entsorgung

5.2.2
Personenbezogene Kriterien zur Auswahl

Ein Hilfsmittel soll zur Verbesserung der Lebensqualität der inkontinenten Person beitragen, es muss deshalb der individuellen Situation entsprechen und die Wünsche und Vorlieben der Betroffenen berücksichtigen (Hayder, 2007). Pflegefachkräfte schätzen dazu die Situation genau ein. Bei der Auswahl werden berücksichtigt:

- Ausscheidungsmenge: «So groß wie nötig, so sicher und selbstständig wie möglich» sind Grundsätze. Eine Unterversorgung gibt keine Sicherheit, eine Überversorgung ist unwirtschaftlich. Beide können Lebensqualität mindern sowie Abhängigkeit erhöhen. Je nach Situation können am Tag andere Hilfsmittel erforderlich sein als in der Nacht. Zur genauen Einschätzung z. B. der aufsaugenden Hilfsmittel kann ein 24 Std.-Vorlagengewichtstest hilfreich sein (s. S. 70).
- Funktionelle Fähigkeiten: Mobilität und Fingerfertigkeit sind wichtige Voraussetzungen, damit die inkontinente Person selbstständig mit dem Hilfsmittel umgehen kann. Bei der Auswahl des Produkts sind die vorhandenen Bewegungsmöglichkeiten der oberen und unteren Extremität entscheidend. Diese müssen in einem Assessment eingeschätzt werden. Die Pflegenden üben das Handling mit den Betroffenen und gegebenenfalls mit deren Angehörigen ein und überzeugen sich vom Ergebnis.
- Kognitive Fähigkeiten: Verständnis und Lernfähigkeit sind für die selbstständige Handhabung der Hilfsmittel von entscheidender Bedeutung. Sind kognitive Eingrenzungen vorhanden, kann möglicherweise die inkontinente Person das Hilfsmittel nicht selbstständig benutzen.
Pflegende müssen deshalb die Fähigkeiten der inkontinenten Person, gegebenenfalls auch deren Angehörigen genau einschätzen. Ihre Erklärungen und Anleitungen werden auf die kognitiven Fähigkeiten der anzuleitenden Person abgestimmt.
- Anatomische Gegebenheiten: Verschiedene Hilfsmittel sind jeweils nur für Frauen oder Männer (z. B. Kondomurinal, saugende Inkontinenzhilfsmittel (s. S. 144–149) anwendbar.
- Hautzustand: Hautbeschaffenheit und evtl. vorhandene Hautveränderungen (z. B. Pilzerkrankungen, entzündliche Veränderungen, Allergien) im Genitalbereich sind bei der Hilfsmittelauswahl zu überprüfen. Es kann sein, dass Hilfsmittel diese Veränderungen z. B. eine Dermatitis verstärken oder z. B. bei einer Pilzerkrankung beim Einsatz des Kondomurinals die Sicherheit des Hilfsmittels einschränken.
- Soziales Umfeld: Die Auswahl eines adäquaten Hilfsmittels ist auch abhängig von der Wohn- und Versorgungssituation der Betroffenen. Liegt z. B. eine

abhängig kompensierte Inkontinenz vor, kann es im häuslichen Bereich notwendig sein, dass längere Wechselintervalle unter Verwendung hochsaugfähiger Produkte in Kauf genommen werden. Dies kann der Fall sein, wenn die inkontinente Person alleine lebt und keine Hilfe in Anspruch nehmen will oder aus finanziellen Gründen mehr Hilfe nicht in Anspruch nehmen kann.

5.3
Hilfsmittel zur Förderung und Erhaltung der Kontinenz

Anwenderzufriedenheit und Wirtschaftlichkeit sollen beim Hilfsmitteleinsatz in Einklang stehen. Hilfsmittel, die zur Förderung und Erhaltung der Kontinenz beitragen, sind denen zur Kompensation vorzuziehen.

5.3.1
Funktionell-anatomische Hilfsmittel für Frauen

Für Frauen gibt es Hilfsmittel, die intravaginal getragen werden. Sie sollen die Vagina, die Blase (Blasenhals und Urethra) oder den Uterus mechanisch weitgehendst in die anatomisch korrekte Lage bringen. Dadurch können Senkungsbeschwerden behoben, einem unfreiwilligen Urinverlust vorgebeugt, oder Stressinkontinenz behandelt werden. Zu diesen Hilfsmitteln gehören Pessare und Vaginaltampons (Leitlinie der Deutschen Gesellschaft für Gynäkologie und Geburtshilfe, Urogynäkologie, 2006). Bevor Pessare eingesetzt werden, müssen die gesicherten medizinischen Diagnosen der Stressinkontinenz oder z. B. der Uterussenkung vorliegen und die Frauen über Wirkungsweise und Risiken des Hilfsmittels informiert werden. Diese konservative Therapie kommt in der Regel für Frauen in Frage, die andere Therapieformen z. B. Operation ablehnen oder aus Gründen der Multimorbidität nicht operationsfähig sind.

5.3.1.1
Pessare

Pessare stehen in verschiedenen Formen, wie z. B. Ring, Würfel, Schale, in unterschiedlichen Größen und Materialien zur Verfügung (s. **Abb. 5-1, Abb. 5-2**). In der Regel werden heute Silikonmodelle verwendet. Die Pessare werden von einem gynäkologischen Facharzt angepasst und meist in Verbindung mit einer lokalen Östrogenisierung (z. B. Salbe) eingesetzt. Damit es zu keinen Entzündungen in der Vagina kommt, sollen sie, je nach Pessartyp, regelmäßig alle vier bis sechs Wochen entfernt, mit warmem Wasser gereinigt und wieder eingesetzt werden. In der Regel übernimmt dies ein Arzt, in ausgewählten Einrichtungen wird diese Aufgabe von einer speziell gynäkologischen geschulten Pflegefachkraft ausgeführt.

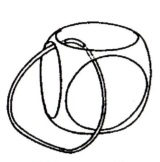 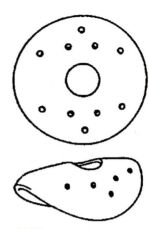

Abbildung 5-1 Würfelpessar   **Abbildung 5-2** Schalenpessar

Manche Frauen verwenden das Pessar nur bei besonderer körperlicher Belastung wie z. B. sportlichen Aktivitäten. Je nach Fähigkeit und Wunsch können Frauen lernen, bestimmte Pessare auch selbstständig zu wechseln.

Es kann vorkommen, dass ältere Frauen, deren kognitive Fähigkeiten sich verändern, den Pessarwechsel vergessen. Pflegende können durch vaginalen Fluor, häufig auch in Verbindung mit ansteigender Temperatur, auf solche Phänomene aufmerksam werden.

5.3.1.2
Vaginaltampons

Das Vaginaltampon ist aus speziellem und elastischem Schaumstoff hergestellt (s. **Abb. 5-3**). Es unterscheidet sich dadurch von einem Tampon zur Monatshygiene. Es hebt die vordere Scheidenwand und stützt den Blasenhals, so dass der Blasenverschluss wieder gewährleistet ist. Es unterstützt gleichzeitig die Beckenbodenmuskulatur und übt leichten Druck auf die Urethra aus (s. **Abb. 5-4**). Die Auswahl der richtigen Tampongröße ist wichtig. Der Verschluss der Harnröhre wird durch den Tampon unterstützt. Sie darf aber nicht zu stark komprimiert werden, da sonst Blasenentleerungsstörungen ausgelöst werden können. Bei der Anpassung des Hilfsmittels muss kontrolliert werden, dass sich, wenn es richtig platziert ist, die Blase bei der Miktion vollständig entleert. Die Verwendung ist unabhängig vom Alter der Frauen möglich. Häufig werden die Tampons nur in besonderen Situationen, z. B. beim Tanzen, Sport verwendet. Das Hilfsmittel sollte nicht mehr als zwölf Stunden pro Tag und maximal sieben Mal getragen werden. Aus hygienischen Gründen soll das Tampon nach jeder Anwendung gereinigt werden, die Herstellerempfehlungen informieren dazu.

Die genannten funktionell-anatomischen Hilfsmittel können eine sinnvolle Möglichkeit für die Kontinenzförderung von Frauen sein. Allerdings ist die rich-

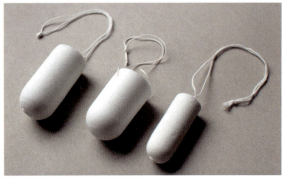
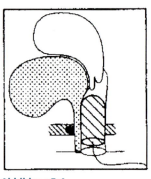

Abbildung 5-3 Vaginaltampons in unterschiedlichen Größen

Abbildung 5-4 Platzierung des Vaginaltampons

tige Platzierung und damit der Erfolg des Hilfsmitteleinsatzes von den kognitiven und manuellen Fähigkeiten der inkontinenten Frau abhängig (Wilson et al., 2002). Die Unterweisung und Anleitung der Frauen ist Voraussetzung für die erfolgreiche Therapie und die Reduzierung von Komplikationen. Dabei ist es hilfreich wenn sie auch die weiblichen anatomischen Vorausetzungen kennen (Mcintosh, 2005). Auch unter Anleitung einer erfahrenen, besonders qualifizierten Pflegefachkraft können die Frauen den selbstständigen Umgang mit dem Hilfsmittel erlernen.

5.3.2
Mobile Toilettenhilfen

Mobile Toilettenhilfen können dann eingesetzt werden, wenn eine Person die Toilette nicht aufsuchen kann bzw. keine in der Nähe verfügbar ist. Diese Hilfsmittel werden eigenständig oder unterstützend durch eine Hilfsperson verwendet. Bei der Prävention und Therapie der funktionellen Inkontinenz (s. S. 125–128) sind sie von hohem Stellenwert. Zu den mobilen Toilettenhilfen zählen:

- Steckbecken
- Toilettenstuhl
- Urinflaschen für Männer und Frauen
- Schiffchen für Frauen

5.3.2.1
Steckbecken

Dieses Hilfsmittel ermöglicht die Ausscheidung im Bett und sollte nur dann eingesetzt werden, wenn es keine Alternative gibt, dieses zu verlassen. Inkontinente Personen können in der Regel dieses Hilfsmittel nicht eigenständig handhaben.

5.3.2.2
Toilettenstühle

Der Toilettenstuhl ist einzusetzen, wenn eine Person das Bett zwar verlassen kann, aber nicht in der Lage ist, den Weg zur Toilette zu bewältigen oder auch, wenn keine Toilette vorhanden ist. Der Toilettenstuhl ist die bessere Alternative zum Steckbecken, weil der Benutzer in einer aufrecht sitzenden Position ausscheiden kann. Er kann für den nächtlichen Gebrauch direkt neben das Bett gestellt werden. Aus Gründen der Diskretion kann dieses Hilfsmittel am Tag mit einem Überwurf bedeckt oder je nach Möglichkeit in eine Ecke oder hinter einen Vorhang gestellt werden.

Auf dem Markt gibt es Toilettenstühle mit verschiedenen Funktionen, Kombinationsmöglichkeiten (Dusch- und Toilettenstuhl), aus unterschiedlichen Materialien und verschiedener Verarbeitungsqualität:

- Holz kombiniert mit Kunststoff oder nur Kunststoff und Metallgestell
- Fahrbar/nicht fahrbar
- Wegklappbare Armlehnen
- Schwenkbare Fußstützen
- Höhenverstellbar
- Gepolstert/ungepolstert

Mobilität, manuelle Fähigkeiten, die Größe und das Gewicht der Betroffenen sowie deren Bedürfnisse z. B. in der häuslichen Umgebung, sind die Kriterien, die die Auswahl des geeigneten Toilettenstuhls bestimmen. Manche Toilettenstühle können direkt über das WC geschoben werden, wenn das Auffangbehältnis vorher entfernt wird. Der Betroffene kann dann direkt in die Toilette ausscheiden. Wenn dies nicht möglich ist, wird die Intimsphäre der Person bei der Benutzung des Toilettenstuhls, z. B. durch Aufstellen eines Sichtschutzes gewährleistet. Häufig sind fahrbare Toilettenstühle mit schwenkbaren Fußstützen ausgestattet. Diese können mit einer erhöhten Unfallgefahr verbunden sein, wenn der Benutzer sie mit einer «Trittvorrichtung» verwechselt.

Als Auffangbehältnis werden Eimer oder auch Steckbecken aus Kunststoff oder Chromargan eingesetzt. Wichtig ist, dass diese Behältnisse leicht eingesetzt und entfernt werden können. Die Ausstattung mit einem gut schließenden Deckel kann eine Geruchsverbreitung minimieren und so die Ausscheidungssituation würdevoller gestalten. In der häuslichen Umgebung muss geklärt werden, wo der Toilettenstuhl aufgestellt werden kann, und wer in der Lage ist, ihn zu leeren (White, 1999).

5.3.2.3
Urinflaschen für Männer und Frauen

Urinflaschen können eingesetzt werden, wenn Personen aufgrund schwerer Mobilitätseinschränkungen die Toilette oder einen Toilettenstuhl nicht nutzen bzw. aufsuchen können. Diese Hilfsmittel können auch bei Unternehmungen

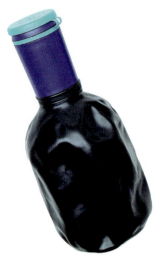

Abbildung 5-5 Urinflasche für Männer mit faltbarem Auffangbeutel

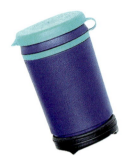

Abbildung 5-6 Zum diskreten Transport wird der Auffangbeutel im Ansatzstück versteckt

oder Reisen, wie z. B. bei längeren Autofahrten, sehr hilfreich bei der Blasenentleerung sein (s. **Abb. 5-5**, **Abb. 5-6**). Oftmals erleichtern sie den Pflegepersonen und den Betroffenen den mühevollen Transfer eines Patienten/Bewohners auf die Toilette. Je nach Fähigkeiten können betroffene Personen selbstständig dieses Hilfsmittel nutzen, oder sie brauchen Unterstützung von einer Hilfsperson.

Eine Urinflasche sollte möglichst griffsicher sein und wegen der Gefahr von Verletzungen keine scharfen Ränder aufweisen (White, 1999; Wilson, 2002).

Weniger bekannt sind Urinflaschen für Frauen (s. **Abb. 5-7**). Der selbstständige Umgang mit diesem Hilfsmittel muss, bei Personen die manuelle Einschränkungen oder Sehstörungen haben, unter Anleitung eingeübt werden. Die Sitz- oder

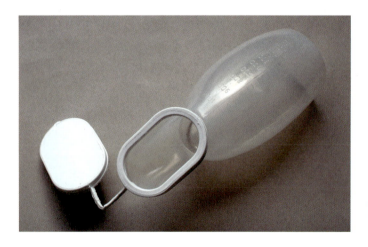

Abbildung 5-7 Urinflasche für Frauen

5. Hilfsmittel

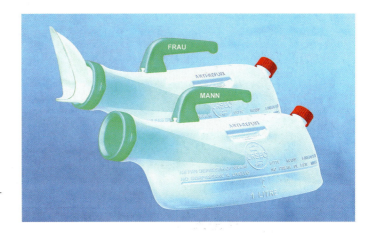

Abbildung 5-8
Auslaufsichere Urinflasche für Männer und Frauen

Liegefläche kann dabei vor Nässe mit einer Unterlage geschützt werden. Durch den Einsatz einer Urinflasche in der Nacht kann z. B. selbstständiges Leben im häuslichen Bereich möglich sein und bestehende Sturzgefahr verhindert werden. Hilfreich im Alltag ist z. B. die auslaufsichere Urinflasche für Männer und Frauen (s. **Abb. 5-8**). Durch einen Inneneinsatz ist sie so konstruiert, dass bei Füllung von maximal einem Liter die Flasche nicht ausläuft, auch wenn der Flascheneinlauf nach unten geneigt ist (s. **Abb. 5-9**). Sie eignet sich besonders für Männer, die manuell unsicher sind sowie z. B. auch in der Nacht, wenn mehrere Urinportionen gesammelt werden müssen, ohne die Urinflasche zwischendurch entleeren zu können.

> **Fallbeispiel**
> Frau B., 58 Jahre, liegt seit einer Woche auf einer Palliativstation. Sie hat ein Mammakarzinom mit Metastasen in der Lendenwirbelsäule. Die Patientin ist sehr geschwächt und hat starke Schmerzen in der Wirbelsäule, die auch durch Medikamente nicht völlig beherrscht werden können. Es besteht die Gefahr der Wirbelfraktur. Frau B. ist bettlägerig, sie muss flach liegen und darf das Becken nicht anheben. Im Genitalbereich hat sie eine nässende Mykose. Den Vorschlag einen Blasenverweilkatheter zu legen lehnt sie strikt ab. Es gelingt Frau B., nach anfänglichen Vorbehalten, davon zu überzeugen, das Wasserlassen mit einer Urinflasche für Frauen zu versuchen. Durch die Flachlagerung wird die Flasche von einer Pflegeperson platziert und festgehalten. Nach einigen Versuchen gelingt es Frau B., ohne dass die Krankenunterlage nass wird, in die Flasche zu urinieren.

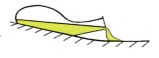 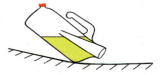

Abbildung 5-9
Vergleich einer herkömmlichen Urinflasche mit der auslaufsicheren Urinflasche

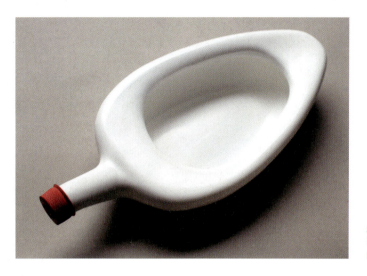

Abbildung 5-10
Urinschiffchen
für Frauen

5.3.2.4
Urinschiffchen für Frauen

Das Urinschiffchen für Frauen ist eine Alternative zur Frauenurinflasche. Es ist ein flaches schiffchenförmiges Auffangbehältnis, bestehend aus Kunststoff, das mit einem Haltegriff versehen ist, der gleichzeitig als Auslauf genutzt wird. Das Hilfsmittel wird mit einer Gummikappe verschlossen (s. **Abb. 5-10**). Es kann im Bett liegend, aber auch in sitzender Position auf einem Stuhl oder Rollstuhl verwendet werden. Die Einsatzmöglichkeiten sind denen bei der Frauenurinflasche vergleichbar. Da es flach ist, kann es bei Frauen, die das Becken nicht anheben können (z. B. bei Schmerzen) oder dürfen (z. B. bei Becken-Wirbelfraktur) von vorne untergeschoben oder durch eine leichte seitliche Drehung platziert werden. Bettlägerige Frauen können es ohne fremde Hilfe in ein Gefäß entleeren und dann wieder benutzen. Auf diese Weise kann z. B. in der Nacht die Kontinenz erhalten bleiben.

5.4
Blasenkatheter

In diesem Kapitel wird der Einsatz von Blasenkathetern beschrieben. Blasenkatheter können zur Förderung und Erhaltung der Kontinenz, z. B. intermittierender Katheterismus, und in ausgewählten Fällen zur Kompensation der Inkontinenz eingesetzt werden. Deshalb wird zur Übersichtlichkeit dem Blasenkatheter ein Extrakapitel gewidmet. Die potentiellen Gesundheitsprobleme, die durch Blasenkatheter entstehen können und deren Prävention sind ein weiterer Schwerpunkt. Da Pflegefachkräfte in das Legen und den Umgang bei liegendem Katheter verantwortlich eingebunden sind, wird die Anwendung verschiedener Methoden der instrumentellen Blasenentleerung mit Katheter ausführlich dargestellt. Die Auswahl und Handhabung verschiedener Ableitungs- und Sammelsysteme runden das Kapitel ab.

Die Indikation zum Katheterismus der Harnblase ist nach strengen Kriterien und grundsätzlich durch den Arzt zu stellen. Da durch Blasenkatheter verschiedene Gesundheitsprobleme entstehen können, müssen sie so früh wie möglich wieder entfernt werden (Piechotka/Pannek, 2003).

Es gibt zwei Methoden, die Harnblase über einen Katheter zu entleeren, der (intermittierende) Einmalkatheter und der Verweilkatheter. Intermittierend katheterisiert wird durch die betroffene Person selbst (Selbstkatheterismus), oder durch eine andere Person (Fremdkatheterismus). Letztere kann eine medizinisch/pflegerische Fachkraft, im häuslichen Bereich auch ein besonders geschulter Angehöriger sein.

5.4.1
Indikationen

Eingesetzt werden Blasenkatheter bei akutem Harnverhalt, Blasenentleerungsstörungen und bei der chronischen Harnretention mit oder ohne Inkontinenz. Zur Kompensation der Inkontinenz sind Blasenverweilkatheter nur dann begründet, wenn Erkrankungen der Haut wie z. B. Ekzeme und Pilze, Druckgeschwüre und andere Wunden oder Verletzungen im Sakral- oder Perianalbereich vorliegen. Weitere Gründe für eine instrumentelle Blasenentleerung sind: Palliativmaßnahmen, Versagen, Ablehnung oder Nichtanwendbarkeit aller anderen Therapieoptionen (Leitlinien der Deutschen Gesellschaft der Geriatrie, Harninkontinenz, 2005). Ein Blasenkatheter kann auch aus sozialer Indikation gelegt werden: Bei Menschen, die z. B. alleine leben und keine Unterstützung und Pflege haben oder wollen. Für manche inkontinente Personen ermöglicht der Einsatz eines Blasenkatheters die Pflege im häuslichen Bereich durch Angehörige. Dies kann z. B. der Fall sein, wenn diese anders nicht in der Lage oder nicht bereit wären, die Pflege zu übernehmen. In diesen Situationen geht es meistens um eine Abwägung. Das Selbstbestimmungsrecht des Menschen und ethische Überlegungen sollen das Handeln der entscheidenden Personen leiten.

> **Fallbeispiel**
> Herr G. lebt seit sechs Monaten in einem Pflegeheim, da die häusliche Versorgung auf Grund seiner demenziellen Entwicklung nicht mehr gewährleistet war. Bei Herrn G. ist seit Jahren eine benigne Prostatahyperplasie bekannt. Herr G. lässt bisher am Tag bei regelmäßigen, aufgeforderten Toilettengängen Urin im Sitzen auf der Toilette, die Vorlagen bleiben in der Regel trocken. In den letzten drei Wochen fällt der zuständigen Bezugspflegekraft auf, dass Herr G. tagsüber unruhiger ist, er läuft im Wohnbereich vermehrt auf und ab, er versucht die Vorlagen manchmal zu entfernen. Es fällt auch auf,

dass Herr G. häufiger einnässt (am Tag zwei bis drei Mal), es sind jeweils kleine Mengen in der Vorlage. Seit zwei Tagen entwickelt Herr G. Temperaturen bis 38,2 °C, seine Unruhe steigt. Bei Herrn G. fällt auf, dass er beim Toilettengang nur kleine Urinmengen ausscheidet, obwohl er ausreichend trinkt. Der Hausarzt überweist Herrn G. zum Urologen. Dort wird durch Sonographie festgestellt, dass Herr G. 950 ml Urin in der Blase hat. Um den Urin abzuleiten, legt der Urologe einen transurethralen Verweilkatheter (Silikon, Ch. 14), da er die Verdachtsdiagnose einer chronischen Harnretention auf Grund der bekannten benignen Prostatahyperplasie stellt. Der Blasenkatheter soll für mindestens vier bis sechs Wochen bleiben. Beim nächsten Katheterwechsel wird, je nach Befinden von Herrn G., über das weitere Vorgehen entschieden.

5.4.2
Gesundheitsprobleme durch Blasenkatheter

Durch die instrumentelle Blasenentleerung können Gesundheitsprobleme entstehen. Dabei stehen zwei Gefahrenkomplexe, die Infektion der ableitenden Harnwege und je nach Art der Harndrainage die Verletzung der Harnröhre im Vordergrund. Jeder Blasenkatheter, unabhängig von der Art der Durchführung bedarf deshalb der sorgfältigen fachlichen Abwägung, Entscheidungsfindung und Beratung.

Infektionen

An erster Stelle der Folgeprobleme steht bei allen Anwendungsarten der Blasenkatheter die Infektion der ableitenden Harnwege. Harnwegsinfektionen stehen bei den nosokomialen Infektionen im Vordergrund. Der Harnblasenkatheter ist dabei ein wesentlicher Risikofaktor, er ist beim Verweilkatheter besonders groß (Leitlinie zur Hygiene in Klinik und Praxis, 2004). Streng aseptisches Vorgehen, korrekte Technik beim Legen des Katheters und die Beachtung der Katheterhygiene durch besonders geschultes medizinisches Fachpersonal, vermindert das Infektionsrisiko. Regelmäßige Schulungen und praktisches Training sind für diese Personen erforderlich. Das Fachpersonal muss mit den verschiedenen Kathetertypen und -materialien vertraut sein. Die aseptische Katheterisierung der Harnblase ist auf jeden Fall zu gewährleisten, unabhängig davon ob Kathetersets oder das erforderliche Material einzeln verwendet werden (Piechota/Pannek, 2003, Leitlinie zur Hygiene in Klinik und Praxis, 2004).

Verletzungen der Harnröhre

Durch den transurethralen Katheter kann es zu Verletzungen der Harnröhre kommen, die auch zu weiteren Komplikationen führen können (s. Kap. 5.4.4). Diese Komplikationen sind in der Regel zu minimieren, wenn beim Legen des Katheters steriles Gleitmittel benutzt wird und die Katheterstärke dem Meatus urethrae angepasst ist. Beim transurethralen Katheter sollte dieser maximal 16 Ch betragen. Auch das Kathetermaterial ist hier von Bedeutung. Bei längerfristigem Verweilkatheter sollen Vollsilikonkatheter eingesetzt werden. (Martius et al., 1999, Leitlinie zur Hygiene in Klinik und Praxis, 2004). Harnröhrenverletzungen können auch reduziert werden, wenn Katheter mit spezifischer Beschichtung verwendet werden. Dies ist besonders beim langfristigen, intermittierenden (Selbst-)Katheterismus zu beachten (Leitlinie der Deutschen Gesellschaft für Urologie, 2005).

> *Merke:* Blasenkatheter können ernstzunehmende Gesundheitsprobleme auslösen.

Pflegefachkräfte haben verschiedene Aufgabenstellungen, wenn Blasenkatheter eingesetzt werden. Im Folgenden wird die Anwendung der verschiedenen Methoden näher beschrieben.

5.4.3
Der intermittierende (Selbst-)Katheterismus

Das Ziel des intermittierenden Katheterismus ist es, die Blase regelmäßig und vollständig zu entleeren. Diese Methode kann in zwei verschiedenen Formen praktiziert werden, als intermittierender Selbst- oder Fremdkatheterismus. Beim intermittierenden Fremdkatheterismus, vor allem wenn er längerfristig notwendig ist, ist der Betroffene abhängig von anderen Personen. Er ist eher geeignet für kurzfristige Indikationen (≤ 5 Tage), z. B. bei Blasenentleerungsstörungen als Nebenwirkungen von Medikamenten. Dennoch kann er, z. B. bei Menschen mit neurogenen Blasenentleerungsstörungen, die im häuslichen Bereich leben, auch längerfristig eine angemessene Lösung sein. (Madersbacher, 1999; Newman et al., 2004).

Für den intermittierenden Selbstkatheterismus sind bestimmte funktionelle Voraussetzungen der betroffenen Personen notwendig. Bei geriatrischen Patienten wird diese Form kaum zur Anwendung kommen (Leitlinie Harninkontinenz der Deutschen Gesellschaft für Geriatrie, 2005).

Der längerfristige intermittierende Katheterismus, meist als Selbstkatheterismus durchgeführt, hat sich bei Patienten/Bewohnern mit neurogenen Blasenfunktionsstörungen oder myogener chronischer Restharnbildung weltweit als «Therapie-Standard» durchgesetzt. Etwa 70 % aller betroffenen Personen mit neurogenen Blasenfunktionsstörungen können mit dieser konservativen Therapie erfolgreich, ohne Gefährdung ihrer Nierenfunktion, behandelt werden. Vorrangiges Ziel dieser instrumentellen Urinableitung ist es, die Blase vollständig und ohne, dass zu hohe Druckanstiege durch Blasenmuskelaktivität in der Speicher- und Entleerungsphase entstehen, zu entleeren. Dies ist besonders bedeutsam für Betroffene, bei denen eine Detrusorüberaktivität besteht. Bei konsequenter Durchführung dieser Technik und erreichter Infektfreiheit, wird zwischen den Intervallen des Katheterisierens Kontinenz erreicht (Leitlinie der Deutschen Gesellschaft für Urologie, 2005, Stöhrer et al., 2003). Das bedeutet, dass diese Methode auch als Maßnahme zur Erhaltung und Förderung der Kontinenz gelten kann.

5.4.3.1
Formen des intermittierenden (Selbst-)Katheterismus

Beim intermittierenden Katheterismus gibt es zwei verschiedene Formen, den sterilen und den aseptischen Katheterismus. Sie unterscheiden sich durch den Materialeinsatz. Im Gegensatz zum aseptischen Katheterismus, werden beim sterilen intermittierenden Katheterismus auch eine sterile Abdeckung, sterile Handschuhe und Mundschutz verwendet. Unter institutionellen Bedingungen ist diese Methode zwingend (Leitlinien der Deutschen Gesellschaft für Urologie, 2005).

Die Datenlage zeigt, dass bei Daueranwendung des aseptisch ausgeführten, intermittierenden Katheterismus bzw. Selbstkatheterismus im häuslichen Milieu, ohne antibiotische Prohylaxe, die Infektinzidenz bis auf etwa einen Infekt pro Jahr reduziert werden kann. Diese Methode ist nach der Leitlinie der Deutschen Gesellschaft für Urologie (2005), dem sauberen/hygienischen intermittierenden Katheterismus (clean intermittent catheterization, CIC), der über lange Jahre praktiziert wurde, deutlich überlegen. Diese Aussage wird international noch diskutiert. Langzeitbeobachtungen zeigen, dass diese positiven Ergebnisse nur erreicht werden, wenn bestimmte Faktoren berücksichtigt werden.

5.4.3.2
Materialien

Die verwendeten Katheter müssen den speziellen Bedürfnissen der Nutzer angepasst sein. Sie sind in unterschiedlichen Ausführungen im Handel erhältlich. An das Material werden bestimmte Anforderungen gestellt, unabhängig davon, ob sie als einzelne, atraumatische Katheter oder in Form von Kathetersets eingesetzt werden. Besondere Merkmale dieser Katheter sind:

- Zum einmaligen Gebrauch bestimmt
- Atraumatische Spitze
- Abgerundete Katheteraugen
- Eine Oberfläche, die zusammen mit speziellen Gleitsubstanzen eine optimale Gleitfähigkeit hat
- Gut handhabbare Verpackung des Katheters, die das aseptische Einführen ohne Berührung und ohne Benutzung steriler Handschuhe möglich macht.

So genannte Einfachkatheter, die die oben genannten Anforderungen nicht erfüllen, dürfen nur zum einmaligen Katheterisieren z. B. bei akutem Harnverhalt oder zur Uringewinnung eingesetzt werden (Leitlinien der Deutschen Gesellschaft für Urologie, 2005, Leitlinie zur Hygiene in Klink und Praxis, 2004).

> **Merke:** Um Komplikationen zu vermeiden, dürfen bei der Langzeitanwendung des intermittierenden Katheterismus nur speziell dafür geeignete Kathetersysteme verwendet werden.

5.4.3.3
Durchführung

Der intermittierende Selbstkatheterismus setzt voraus, dass die Patienten/Bewohner diese Methode für sich akzeptieren. Geistige, manuelle Fähigkeiten und genügend Sehvermögen sind Voraussetzungen, dass der Vorgang erfasst und erlernt werden kann. Pflegefachkräfte müssen Kompetenzen haben, die entsprechenden Voraussetzungen der Personen einzuschätzen und diese fachgerecht anzuleiten. Es gibt auch Zentren, z. B. Abteilungen an Einrichtungen zur Behandlung Querschnittgelähmter, die auf diesen Personenkreis spezialisiert sind.

Als Prophylaxe von Infektion und chronischer Blasenüberdehnung ist eine adäquate Katheterisierungsfrequenz von bis sechs Mal in 24 Stunden, bei maximaler Blasenfüllung < 500 ml erforderlich. Gleichzeitig ist mit dieser Frequenz der Tagesablauf nicht zu sehr beeinträchtigt. Die empfohlene Flüssigkeitszufuhr von 1,5 bis 2 Liter täglich und zusätzlich urinansäuernde Maßnahmen, wie z. B. die Gabe von L-Methionin, Preiselbeerextrakt, tragen ebenfalls zur Infektionsvermeidung bei. Zudem soll vor Einführung des Katheters der Harnröhrenausgangs mit einer für die Schleimhautdesinfektion zugelassenen Substanz besprüht oder betupft werden.

Abhängig von der Blasenfunktionsstörung und der möglicherweise nicht erreichten Kontinenz durch dieses Vorgehen, werden bei Patienten/Bewohnern, bei denen eine Detrusorüberaktivität vorliegt, zusätzlich anticholinerge Medikamente verordnet (Leitlinien der Deutschen Gesellschaft für Urologie, 2005).

> *Merke:* Beim intermittierenden Katheterismus können Komplikationen der ableitenden Harnwege maßgeblich reduziert werden, wenn folgende Faktoren beachtet werden:
> Der Einsatz von sterilem, atraumatischen Material, eine atraumatische Technik, adäquate Entleerungsfrequenz, gute Anleitung und Einübung des Vorgangs und eine gute Akzeptanz der betroffenen Person über lange Zeit (Leitlinien der Deutschen Gesellschaft für Urologie, 2005; Abrams et al., 2002).

> **Fallbeispiel**
> Bei Frau F., 45 Jahre, seit acht Jahren an Multipler Sklerose erkrankt, zeigen sich vermehrt Probleme bei der Blasenentleerung. Ungefähr alle zwei Monate entwickelt sie einen fieberhaften Harnwegsinfekt, zudem verliert sie auch unwillkürlich Urin. Bisher war sie kontinent und konnte die Blase selbstständig auf der Toilette entleeren. Nach ausführlicher Untersuchung durch den Urologen wurde eine neurogene Blasenentleerungsstörung mit Inkontinenz einhergehend festgestellt. Die erforderliche instrumentelle Blasenentleerung als längerfristig vorgeschlagene Therapie ängstigte Frau F. sehr. Nach einem ausführlichen Beratungsgespräch durch den Urologen und einer Pflegefachkraft, willigte sie, trotz verbleibender Vorbehalte, in die Methode des intermittierenden Katheterismus ein.

Ihre Skepsis wurde gemindert, als sie hörte, dass sie die instrumentelle Blasenentleerung selbstständig erlernen kann. Bei der Analyse der funktionellen Fähigkeiten von Frau F. fiel eine Muskelschwäche der rechten Hand auf. Durch sie war die Feinmotorik des Daumens und des Zeigefingers eingeschränkt, das selbstständige Öffnen der Katheterverpackung war erschwert. Ein für Frau F. geeignetes Katheterset wurde gefunden. Zunächst übte sie unter Anleitung der Pflegefachkraft das selbstständige Katheterisieren, in halbsitzender Position auf dem Bett, ein. Das Auffinden der Harnröhrenmündung gelang ihr nur unter Sichtkontrolle mit einem aufgestellten Spiegel. Nach sieben Übungssituationen hatte Frau F. genügend Sicherheit und konnte sich ohne Aufsicht der Pflegeperson die Blase auf diese Art entleeren. Nach acht Wochen übte Frau F., auf der Toilette sitzend, die Blase zu katheterisieren. Sie war dadurch flexibler in ihren Aktivitäten. Sie benötigte einen speziellen Spiegel, der am linken Oberschenkel befestigt wurde. In der Nacht trug Frau F. zur Sicherheit zusätzlich eine kleine, anatomisch geformte Vorlage, da es gelegentlich vorkam, dass sie unwillkürlich kleine Mengen Urin verlor. Am Tag war sie mit dem intermittierenden Selbstkatheterismus (alle 3,5 Stunden) kontinent. Nachdem sie drei Monate ohne Harnwegsinfekt blieb, war Frau F. mit dem Therapieergebnis sehr zufrieden. Sie berichtete, dass sie dadurch in ihrer Motivation sich selbstständig zu katheterisieren weiter gestärkt sei. Frau F. hatte somit am Tag das Kontinenzprofil: «Unabhängig erreichte Kontinenz», in der Nacht eine unabhängig kompensierte Inkontinenz.

5.4.4
Blasenverweilkatheter

Beim Blasenverweilkatheter gibt es zwei Möglichkeiten der Durchführung: die transurethrale oder die suprapubische Harnableitung. Aufgrund der Gesundheitsrisiken des Blasenverweilkatheters wird im Weiteren sein Einsatz ausführlich dargestellt.

Bei der Auswahl sind einerseits die Indikation und andererseits die Fähigkeiten und Wünsche des Betroffenen zu berücksichtigen. Das Legen eines transurethralen Katheters ist meist weniger invasiv, als die Anlage der suprapubischen Ableitung. Es kann auch von qualifizierten Pflegefachkräften ausgeführt werden. Bei Männern können Komplikationen, wie z. B. Prostatitis, Epidydimitis, Harnröhrenstriktur auftreten. Die transurethrale Ableitung wird oft von Patienten/Bewohnern, besonders von denjenigen, die die Anwendung nicht verstehen, als störender Fremdkörper wahrgenommen. Dies kann Manipulationen und Selbstentfernung des Katheters auslösen. Dadurch kann es zu sekundären Problemen wie z. B. Blutungen und Verletzungen der Harnröhre kommen (Piechota/Pannek, 2003).

Die Anlage des suprapubischen Katheters ist invasiver und weist mehr Kontraindikationen als der transurethrale Katheter auf (z. B. Blasentumor, ungenügend zu füllende Harnblase, Hauterkrankungen im Punktionsbereich). Vorteile sind die problemlose Kontrolle der Spontanmiktion sowie des Restharns. Für diese Art der Blasenentleerung spricht vor allem die Umgehung der Harnröhre. Postinstrumentelle Komplikationen wie z. B. die Urethritis sind minimiert (Madersbacher et al., 2002; Piechota/Pannek, 2003). Die Anwendungsdauer ist ein weiteres Auswahlkriterium. Ist längerfristig (> 5 Tage) ein Verweilkatheter erforderlich, wird die suprapubische Drainage empfohlen (Martius et al., 1999; Piechota/Pannek, 2003). Mit dieser Ableitung sind auch sexuelle Aktivitäten ungehinderter möglich (Roe, 1999).

Die potentiellen Gesundheitsgefährdungen (s. S. 130) sind durch einen Blasenverweilkatheter besonders groß, sie müssen durch präventives Handeln möglichst verhindert, zumindest reduziert werden. Prophylaktische Maßnahmen dazu werden im folgenden Abschnitt beschrieben.

Infektionsprophylaxen

Wie bereits beschrieben, stehen Harnwegsinfektionen in Verbindung mit instrumenteller Blasenentleerung besonders im Vordergrund. Bei den nosokomialen Infektionen sind bis zu 90 % mit einem Blasenverweilkatheter assoziiert (Martius et al., 1999), dabei gibt es verschiedene Gefahrenquellen. Vom Patienten/Bewohner ausgehend sind dies, die mit Keimen besiedelte Perianalregion, der Genitalbereich, die Schambehaarung und die Hände. Vom Personal ausgehend sind dies, die nicht streng eingehaltene Aseptik und die unsachgemäße Manipulation am Katheter und dem Urinableitungs- oder -sammelsystem.

Es werden folgende Maßnahmen empfohlen (Martius et al., 1999):

- Durchführung der Katheterisierung nur durch Personen, die mit der aseptischen Durchführung und Hygiene vertraut sind
- Verwendung steriler Materialien
- Einsatz von silikonisierten Latexkathetern nur zur Kurzzeitableitung, ≤ 5 Tage
- Einsatz von Vollsilikonkathetern bei einer Liegedauer > 5 Tage
- Verwendung eines sterilen und «geschlossenen» Ableitungssystems
- Vermeidung der Diskonnektion von Katheter und Ableitungssystem. Ist sie erforderlich, wird Sprühdesinfektion mit einem alkoholischem Präparat eingesetzt, bevor Katheter und Konus des Drainageschlauches erneut verbunden werden
- Spülungen und Instillationen nur nach spezieller urologischer Indikation, z. B. bei Hämaturie
- Verhinderung des Abknickens des Katheters und Drainageschlauchs, um den Harnabfluss zu sichern
- Verhinderung von Zug am Katheter
- Leeren des Drainagesystems bevor Urin mit der Rücklaufsperre in Kontakt kommt, dabei Einmalhandschuhe tragen
- Platzierung des Auffangbeutels unter Blasenniveau

- Vermeidung von Bodenkontakt und Berührung des Auffanggefäßes durch den Beutelablass
- Vermeidung des regelmäßigen, intermittierenden Abklemmens eines transurethralen Katheters
- Reinigung des Genitale mit Wasser und Seife ein bis zwei Mal täglich, ohne Zug am Katheter
- Vorsichtige Entfernung meatusnaher Inkrustinationen mit 3%iger H_2O_2-Lösung
- Verbandswechsel und Desinfektion der Punktionsstelle bei suprapubischer Ableitung alle ein bis zwei Tage
- Keine routinemäßige Infektionsprohylaxe mit Antibiotika
- Entfernen des Katheters so früh wie möglich
- Wechseln der Verweilkatheter nicht nach routinemäßigen Zeitintervallen, sondern nach individuellen Gesichtspunkten (z. B. Inkrustination, Verschmutzung, lokale und systemische Infektzeichen)

Die in der Praxis häufig gewählten festen Wechselintervalle werden in der Literatur kontrovers diskutiert. Es wird empfohlen, außer den oben genannten individuellen Gesichtspunkten, die mit Silikon beschichteten Latexkatheter nur für kurzfristige Ableitungen ≤ 5 Tage einzusetzen. Eine Latexallergie muss vorher in jedem Fall ausgeschlossen sein. Anhaltspunkt für das Wechselintervall des längerfristig angewendeten Vollsilikonkatheters sind zwei bis vier Wochen (Guidelines on Neurogenic Lower Urinary Tract Dysfunktion, 2003). Ebenfalls sind die Empfehlungen der Hersteller zu beachten.

Als weitere katheterassoziierte Gefahren sind die Inkrustation und die Dislokationen des Katheters zu nennen. Es wurde festgestellt, dass die Oberflächen- und Materialbeschaffenheit eines Katheters für die Inkrustation mit verantwortlich sind (Bach, 1998). Die Oberfläche von Latexkathetern ist bereits nach fünf Tagen von Kristallen besetzt, bei Silikonkathetern wird diese Erscheinung erst nach drei Wochen beobachtet. Für die längerfristige Harndrainage wird deshalb der Einsatz von Vollsilikonkathetern empfohlen (Martius et al., 1999). Weitere prophylaktische Maßnahmen sind ein angemessener Harnfluss von 1,5 bis 2 l in 24 Stunden, gegebenenfalls die Ansäuerung des Urins (pH = 5,8–6,2).

Um eine spontane Entblockung des Katheterballons bei längerer Liegezeit zu vermeiden, sollte eine sterile acht- bis zehnprozentige Glycerin-Wasserlösung verwendet werden (Leitlinie zur Hygiene in Klinik und Praxis, 2004). Diese wird in Form von handlich verpackten sterilen Einmalspritzen im Handel angeboten.

Neben diesen potentiellen Gesundheitsproblemen beeinflusst ein Blasenverweilkatheter auch die Lebensqualität der Menschen. Diejenigen, die auf längere Zeit auf einen Blasenverweilkatheter angewiesen sind, fühlen sich von pflegerischer Unterstützung abhängig und in ihrer Lebensqualität eingeschränkt. In einer Studie berichten Männer und Frauen zwischen 35 und 95 Jahren über ihr Erleben eines Langzeitkatheters. Auch wenn der Katheter als notwendige Maßnahme zum Weiterleben akzeptiert wird, wird er als Symbol für die eigene Verletzlichkeit gesehen. Außerdem wird die Erkrankung dadurch direkt sichtbar. Ängste vor Schmerzen und Infektionen entstehen (Kohler-Ockmore und Feneley, 1996; Wilde und Cameron, 2003).

5.4.4.1
Urinableitungs- und Urinsammelsysteme bei liegendem Blasenverweilkatheter

Wird ein Blasenverweilkatheter eingesetzt, so wird der Urin in einen sterilen Sammelbeutel, oder über einen speziellen sterilen Verschluss, abgeleitet. Hierzu gibt es folgende Systeme:

- Sammelbeutel für immobile, bettlägerige Patienten/Bewohner
- Beinbeutel für mobile Patienten/Bewohner
- Katheterventile

Nach den Richtlinien des Robert-Koch-Instituts (Martius et al., 1999) dürfen alle Ableitungs- und Sammelsysteme, aufgrund der Infektionsgefahr bei liegendem Blasenverweilkatheter, nur als sterile, geschlossene Systeme eingesetzt werden. Zur Infektionsprophylaxe müssen diese folgende Anforderungen erfüllen:

- Sterile Einzelverpackung
- Konnektor zum Blasenkatheter mit Schutzkappe verschlossen
- Funktionstüchtiges Rücklaufventil
- Konnektionsmöglichkeit für einen Nachtbeutel an der Ablassvorrichtung, damit keine Diskonnektion erfolgen muss
- Ausreichende Beutelbelüftung

Merke: Bei liegendem Blasenverweilkatheter dürfen grundsätzlich nur sterile Urinableitungs- und Urinsammelsysteme verwendet werden.

Urinsammelsystem für immobile Personen

Diese Sammelbeutel werden mittels einer integrierten Halterung am Bett oder dem Sitzmöbel befestigt. Sie haben in der Regel ein Fassungsvermögen bis maximal zwei Liter. Sie sind für die Umwelt sichtbar, auch wenn sie mit einem speziellen Überzug geschützt werden. Zur Infektionsprophylaxe sind sie zusätzlich mit einer belüfteten Tropfkammer und einer Probeentnahmestelle für bakteriologische Harnuntersuchungen ausgestattet. Dieses System sollte nur bei bettlägerigen, immobilen Menschen verwendet werden, oder bei Patienten/Bewohnern im Rahmen einer stationären medizinischen Behandlung (z. B. nach Operationen).

Ableitungs- und Sammelsystem für mobile Personen

Wenn mobile Personen auf einen Blasenverweilkatheter angewiesen sind, müssen die Sammelsysteme alltagstauglich sein. Zwei Modelle werden im Folgenden beschrieben.

1. Beinbeutel

Mobile Patienten/Bewohner leiten den Urin in einen Beinbeutel ab, der diskret unter der Kleidung zu tragen ist. Das Füllungsvermögen beträgt in der Regel 500 bis 600 ml. Damit ist Mobilität im Alltag möglich. Für Rollstuhlfahrer gibt es spezielle Beutel, die bis zu 1500 ml Urin fassen. In diesen Fällen wird der Zug an der Ableitung durch das Gewicht des gefüllten Beutels durch die sitzende Position abgefangen (s. **Abb. 5-11**). Eine für die Nutzer bequeme Befestigung am Körper erfolgt mit speziellen Beingurten oder waschbaren «Einbeinhosen» (s. **Abb. 5-12, 5-13**). Bei der Auswahl der Beinbeutel gelten die grundsätzlichen Qualitäts- und Bedarfskriterien zum Einsatz von Hilfsmitteln (s. S. 120). Sie werden im Folgenden auf die speziellen Anforderungen der Beinbeutel übertragen.

Infektionsprophylaxe und Sicherheit durch einwandfreie Funktion

Diese zwei Anforderungen stehen bei der Auswahl und dem Umgang mit dem Beinbeutel im Vordergrund. Sie werden durch die Ausstattung des Beutels mit beeinflusst. Folgende Anforderungen sind an einen Beinbeutel zu stellen:

- Positionsunabhängige Dichtigkeit des Systems
- Zulaufschlauch ist in verschiedenen Längen erhältlich bzw. anzupassen. Ist dieser zu kurz, entsteht ein zu großer Zug am Katheter, ist er zu lang, kann der Urin nicht ungehindert in den Beutel abfließen.
- Feste Verbindung zwischen Katheter und Urindrainagesystem

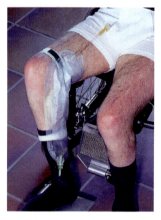

Abbildung 5-11 Spezieller Beinbeutel mit großem Fassungsvermögen für Rollstuhlfahrer

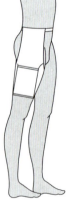

Abbildung 5-12 Fixierhilfe für Beinbeutel, sog. «Einbeinhose»

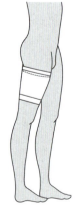

Abbildung 5-13 Oberschenkelfixierhilfe

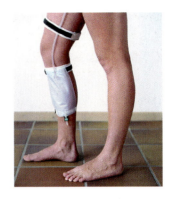

Abbildung 5-14 Beinbeutel am Unterschenkel befestigt

- Konnektionsmöglichkeit eines Nachtbeutels an der Ablassvorrichtung (geschlossenes System)
- Vollständige rückstandsfreie Entleerung des Beinbeutels
- Einfache und selbstständige Handhabung
  - Einhändig, leicht zu bedienender Ablasshahn
  - Einfache, sichere und bequeme Befestigung und Handhabung am Ober- oder Unterschenkel (s. **Abb. 5-14**)
  - Befestigungsbänder/-beutel unterschiedlicher Hersteller sind zu kombinieren

Für die Selbstständigkeit im Umgang mit dem Sammelbeutel sind diese Ausstattungsmerkmale besonders wichtig. Zum Beispiel kann ein Patient/Bewohner aufgrund manueller Einschränkungen den Beutel nicht selbst am Bein befestigen, aber bei entsprechendem Ablasshahn wenigstens diesen selbst entleeren (s. **Abb. 5-15**). Die Befestigung am Oberschenkel eignet sich eher für Frauen die Röcke oder Kleider tragen. Eine Platzierung am Unterschenkel ist für Männer und Frauen die Hosen tragen geeignet. Bei der Auswahl der Befestigungsbänder/-beutel sind die funktionellen Fähigkeiten des Nutzers, der Beinumfang und die Durchblutungssituation der Beine zu beachten. Dazu steht ein vielfältiges Angebot zur Verfügung

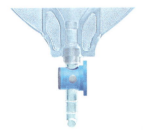
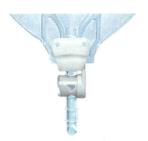
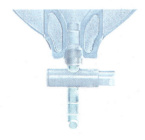

Abbildung 5-15 (a-c) Unterschiedliche Ablasshähne eines Beinbeutels ermöglichen eine individuelle Auswahl

Größtmöglicher Tragekomfort/Diskretion

- Unauffällig zu tragen
- Keine Schwappgeräusche
- Rutschsichere Befestigungsmöglichkeit

Der Beutel muss so konstruiert sein, dass er sich bei Füllung nicht ballonartig abzeichnet und keine Schwappgeräusche entstehen. Die Befestigung muss das Gewicht des gefüllten Beutels abfangen, damit dieser nicht aus der Kleidung herausrutscht.

System- und Zubehörteile sind einzeln erhältlich:

- Befestigungsbänder/-beutel
- Nachtbeutel

Diese Anforderungen unterstützen den wirtschaftlichen Hilfsmitteleinsatz.

2. Katheterventile

Ein Katheterventil ist ein zu öffnender und zu schließender, steriler Verschluss eines Blasenverweilkatheters. Es erfüllt den Anspruch eines «geschlossenen Systems», wenn an das Ventil ein Nachtbeutel angeschlossen werden kann und dabei kein Urin in den Katheter zurückfliest. Dieses Hilfsmittel kann sowohl bei einer transurethralen, als auch suprapubischen Ableitung, verwendet werden. Im Gegensatz zu einem Beinbeutel ist dieses Produkt unauffälliger unter der Kleidung zu tragen, es ermöglicht den Betroffenen mehr Unabhängigkeit im Alltag. Außerdem kommt die Entleerung mit dem Katheterventil der «normalen» Blasenentleerung näher, als die Ableitung des Urins in einen Beinbeutel, da das Ventil in Intervallen geöffnet und wieder geschlossen wird (Addison, 1999; Wilson et al., 1997). Wenn bei der betroffenen Person die Wahrnehmung für Blasenfüllung erhalten ist, können die Entleerungszeiten mittels des Ventils danach bestimmt werden. Es gibt deutliche Hinweise durch Studien, dass beim Einsatz des Blasenverweilkatheters mit Ventil das Infektionsrisiko des unteren Harntrakts nicht höher ist, als wenn ein Beinbeutel verwendet wird (ebd.). Vor der Empfehlung eines Katheterventils müssen bestimmte Voraussetzungen überprüft werden: Liegt ein Reflux des Urins von der Blase in die Nieren vor, darf das Ventil nicht eingesetzt werden. Infektionen der Niere sind ebenfalls eine Kontraindikation.

Weiterhin werden die funktionellen Fähigkeiten der betroffenen Person oder der verantwortlichen Hilfsperson eingeschätzt. Die Nutzer sollten den Einsatz des Ventils und deren Handhabung verstehen und zuverlässig ausführen können. Sie müssen verlässlich eine regelmäßige Blasenentleerung durchführen, da sonst die Gefahr einer Blasenüberdehnung besteht. Dennoch ist der Einsatz eines Katheterventils bei kognitiv eingeschränkten Menschen nicht ausgeschlossen. Hier muss die Hilfsperson verantwortlich den Umgang mit dem Hilfsmittel übernehmen. Die Entleerung der Blase kann, je nach individueller Situation erfolgen, wenn Blasendruck gespürt wird, oder nach einem vorgegebenen Rhythmus von zwei bis drei Stunden. Eine angemessene Hygiene muss, genau wie beim Beinbeutel, gewährleistet sein. Nach Studien wird der Ventilwechsel alle fünf bis sieben Tage empfohlen (Addison, 1999). Die dazu benannten Herstelleranweisungen müssen ebenfalls berücksichtigt werden.

Die Pflegefachkraft hat ihre Aufgabenstellungen besonders bei der Abklärung der Fähigkeiten der betroffenen Person oder deren Hilfsperson sowie in der Schulung und Anleitung mit dem Hilfsmittel.

> **Fallbeispiel**
> Herr S., 58 Jahre, ist seit 20 Jahren Diabetiker. Er arbeitet ganztags als Elektrotechniker. Er ist verheiratet. Herr S. ist sportlich aktiv. In seiner Freizeit wandert das Ehepaar gerne. Herr S. macht häufig am Wochenende, manchmal auch im Urlaub, Touren in einer Dauer von bis zu acht Stunden. Wiederkehrende Harnwegsinfekte belasteten ihn im letzten Halbjahr sehr, da er dadurch an Kondition einbüßte. Nach abklärenden Untersuchungen wurde bei ihm die Diagnose einer Blasenentleerungsstörung mit Restharnmengen bis zu 300 ml gestellt. Als Therapie wurde die instrumentelle Blasenentleerung verordnet. Herr S. lehnte es strikt ab, sich intermittierend selbst zu katheterisieren oder gar durch fremde Hilfe intermittierend katheterisiert zu werden. Er konnte es sich nicht vorstellen, dass er auf seinen Wandertouren die Blase instrumentell entleert. Auf diese Art der Freizeitaktivität wollte er auf keinen Fall verzichten. Trotz der potentiellen Gefahren entschied er sich für einen suprapubischen Verweilkatheter. Zusätzlich zum Katheter sah er einen Beinbeutel als einschränkend und hinderlich an. Das Katheterventil entsprach besser seinen Vorstellungen.

5.4.4.2
Schlussfolgerungen zum Einsatz von Blasenverweilkathetern

Die Auseinandersetzung mit der Anwendung eines Blasenkatheters zeigt, dass die Entscheidung für das Legen eines Katheters zur Entleerung der Harnblase und zur Kompensation der Inkontinenz, immer unter der Frage nach der absoluten Notwendigkeit, des Nutzens und der potentiellen Gefahren für eine Person, getroffen werden muss. Eine wichtige Voraussetzung dazu ist die Kommunikation zwischen allen Beteiligten. Zum Schutz der Nutzer vor möglicherweise unnötig lang andauernder Belastung und Anwendung eines Blasenkatheters muss die Begründung dafür immer schriftlich dokumentiert werden.

Es besteht zunehmend der Trend, dass durch vorliegende Leitlinien verschiedener Fachgesellschaften zum Einsatz von Blasenkathetern, die Anzahl von Blasenverweilkathetern und deren Begründung, zur Überprüfung der Pflege- und Behandlungsqualität einer Einrichtung herangezogen werden. Erfahrungen in der Praxis zeigen, dass dieses Vorgehen in Einrichtungen der stationären Altenhilfe bereits begonnen hat. Zum jetzigen Zeitpunkt muss gleichzeitig kritisch hinterfragt werden, ob für diese Überprüfung schon hinreichend sinnvolle Kriterien vorliegen.

Die Verantwortlichen der Einrichtungen sind deshalb aufgerufen ihre Arbeitsroutinen zu reflektieren und die Indikation für das Legen eines Blasenverweilkatheters zu dokumentieren.

Immer wieder sind, sowohl Mitarbeiter der klinischen Einrichtungen, als auch der von Einrichtungen der stationären Altenhilfe und der ambulanten Pflegedienste mit dem Umgang der gegenseitigen Schnittstellen, unzufrieden. Es ist z. B. wünschenswert, dass Mitarbeiter der Gesundheitsfachberufe von klinischen Einrichtungen, die Blasenverweilkatheter, die nicht begründet über einen längeren Zeitraum notwendig sind, vor der Entlassung entfernen. Unter klinischen Bedingungen ist es, trotz kürzer werdenden Verweildauern, einfacher, Komplikationen, wie z. B. einen symptomatischen Harnwegsinfekt, zu erkennen und eine Behandlung einzuleiten. Folgende Basisinformationen sollten auf jeden Fall an die Betroffenen selbst ggf. deren Angehörigen und an die entsprechenden Mitarbeiter der Nachfolgeeinrichtung weiter gegeben werden:

- Warum wurde der Katheter gelegt?
- Wann wurde er gelegt?
- Wann hat der letzte Wechsel stattgefunden?
- Welche Art des Katheters wurde verwendet (z. B. Material, Größe)?

Dieses Vorgehen würde die Versorgungsqualität nachhaltig verbessern.

5.5
Hilfsmittel zur Kompensation der Harninkontinenz

Hilfsmittel zur Kompensation identifizierter Inkontinenz können vorübergehend Therapie unterstützend oder auch dauerhaft eingesetzt werden. Für den erfolgreichen, möglichst selbstständigen Einsatz der Hilfsmittel ist neben der individuellen Auswahl (s. S. 143–147) eine Anleitung und Schulung der Patienten/Bewohnern ggf. deren Angehörigen unerlässlich. Bei diesen Hilfsmitteln gibt es unterschiedliche Systeme, dazu gehören:

- Aufsaugende Hilfsmittel (körperferne und körpernahe Systeme) und
- Ableitende Hilfsmittel (Kondomurinal, Urinkollektoren)

5.5.1
Aufsaugende Hilfsmittel

Aufsaugende Inkontinenzhilfsmittel sind im Umgang mit Harninkontinenz von großer Bedeutung, sie werden am häufigsten bei der Kompensation der Harninkontinenz eingesetzt (Pointer/Madersbacher 1993, Watson et al. 2003). Es besteht eine große Angebotsvielfalt verschiedener Systeme von unterschiedlichen Herstellern.

Aufsaugende Inkontinenzprodukte werden als Einmalmaterial oder als wieder verwendbare/waschbare Produkte angeboten, sie werden in körperferne und körpernahe Systeme unterteilt (Dunn et al., 2002, Fonda et al., 2002, Brazelli et al., 2005). Die zum einmaligen Gebrauch werden häufiger verwendet. Es gibt sie nutzbar für beide Geschlechter oder speziell nur für Männer. Zum Fachwissen der Pflegefachkräfte gehören deshalb auch entsprechende Produktkenntnisse. Folgende aufsaugende Hilfsmittelgruppen sind zu unterscheiden:

5.5.1.1
Körperferne Produkte

Körperferne Vorlagen, auch als Krankenunterlagen bezeichnet, werden sowohl als Einmalmaterial als auch als waschbare Modelle angeboten. Krankenunterlagen werden hauptsächlich für bettlägerige, immobile Patienten benutzt, sie schützen lediglich das Bett oder die Sitzmöbel (Dunn et al., 2002; Melchior et al., 2003). Als zusätzliche Sicherheit vor Nässe der Bettwäsche werden sie auch von Personen verwendet, die mit anderen Inkontinenzhilfen zusätzlich versorgt sind. Bei den angebotenen Unterlagen gibt es Qualitätsunterschiede. Krankenunterlagen mit Flockenfüllung aus ungebleichter Zellulose bieten eine hohe Aufnahmekapazität, mehr als bei Zellstofflagen, dadurch haben die Nutzer mehr Sicherheit und Liegekomfort. Die Krankenunterlagen werden in verschiedenen Formaten angeboten.

5.5.1.2
Körpernahe Produkte

Im Unterschied zu den körperfernen, aufsaugenden Inkontinenzprodukten werden diese Hilfsmittel nahe am Körper getragen. Sie werden in verschiedenen Formen, Größen und Saugstärken angeboten, dadurch ist eine optimale, bedürfnisgerechte Versorgung der inkontinenten Person sichergestellt (s. **Abb. 5-16**). Zur Unterscheidung der Saugstärke verwenden die meisten Hersteller heute eine Farbcodierung. Die saugstärksten Einlagen eignen sich in der Regel besonders für die Nachtversorgung. Die Auswahl der Hilfsmittel nach Art, Form und Größe richtet sich nach den Körpermaßen und dem jeweiligen Inkontinenzgrad (s. S. 144). Aus der Vielfalt der vorhandenen Produkte muss das Hilfsmittel gefunden werden, das den Bedürfnissen der zu versorgenden Person entspricht und die größtmögliche Selbstständigkeit unterstützt. Dazu müssen die Pflegefachkräfte genau analysieren, welche Inkontinenzprobleme zu lösen sind, welche Pflege- und Behandlungsziele angestrebt werden und welche funktionellen Fähigkeiten (s. S. 121) bei der inkontinenten Person vorhanden sind. Für diese bedürfnisgerechte Hilfsmittelversorgung müssen in den jeweiligen Einrichtungen Hilfsmittel unterschiedlicher Form, Größe und Saugstärke vorgehalten werden. Im ambulanten Bereich muss das entsprechende Hilfsmittel genau verordnet werden. Für Testphasen stellen Hersteller den Einrichtungen Hilfsmittelmuster zur Verfügung.

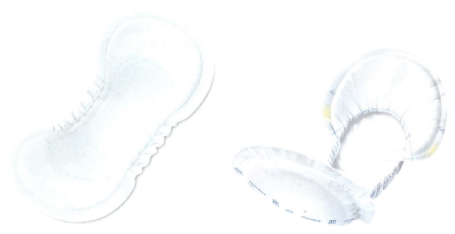

Abbildung 5-16 (a-b) Anatomisch geformte Vorlagen unterschiedlicher Größe und Saugstärke

Eine sichere Versorgung mit körpernahen aufsaugenden Produkten ist von der Qualität der Hilfsmittel abhängig, diese ist deshalb bei der Beschaffung zu berücksichtigen. In der wichtigen Diskussion um Wirtschaftlichkeit beim Hilfsmitteleinsatz müssen Pflegefachkräfte entsprechende Sachargumente einbringen. Sicherheit, Tragekomfort und Ökonomie müssen im Einklang stehen. Qualitativ gute saugende Vorlagen bieten folgende Eigenschaften:

- Hoher Tragekomfort
- Hohe Auslaufsicherheit
- Minimale Rücknässung
- Sicheren Wäscheschutz
- Anatomische Passform
- Anzeige für bedarfsgerechten Produktwechsel

Diese Eigenschaften werden durch einen speziellen Aufbau der Hilfsmittel erreicht. Hierzu gehören z. B. die anatomische Passform, der elastische Beinabschluss und ein Innenbündchen, eine Ultrasaugschicht mit Superabsorber, weiche Fliesabdeckung des Saugkörpers, feuchtigkeitsundurchlässige Rückseite und Nässeindikator. Für die von Inkontinenz betroffene Person stehen Faktoren wie Rücknässeschutz, Schutz vor Auslauf, Diskretion und Geruchsvermeidung im Vordergrund (Baker/Norton, 1996). Urinbindung und Rücknässeschutz der saugenden Hilfsmittel können dermatologische Veränderungen der Haut wie z.B. eine Dermatitis oder ein Ekzem verhindern oder eindämmen, dennoch muss die Haut regelmäßig auf solche Veränderungen hin beobachtet werden (Vogt, 1999).

Um ein der Ausscheidungsmenge angepasstes Hilfsmittel auszuwählen kann ein Vorlagengewichtstest (s. S. 70) durchgeführt werden (Hellström et al., 1994). Die erforderliche Hilfsmittelsaugstärke kann z. B. am Tag und in der Nacht unterschiedlich sein.

Zweiteiliges System

Das System besteht aus einer Einlage bzw. Vorlage und einer Fixierhilfe. Zur Sicherheit vor Auslaufen des Urins müssen die Einlagen bzw. Vorlagen mittels eines anliegenden Schlüpfers oder einer speziell dafür vorgesehenen Fixierhose eng am Körper getragen werden (s. **Abb. 5-19**). Für leichte Inkontinenz gibt es anatomisch geformte kleinere Einlagen. Sie haben auf der Außenseite einen längs angebrachten Klebestreifen, damit können sie sicher in gut sitzender Unterwäsche gehalten werden. Für Männer, bei denen nur tropfenweise Urin abgeht, gibt es spezielle Einlagen (s. **Abb. 5-17**). Diese gibt es auch in Form so genannter Penistaschen. Hier wird nur der Penis in die «Tasche» eingeführt, der sonstige Urogenitalbereich bleibt unbedeckt. Auch dieses Hilfsmittel muss eng am Körper getragen werden.

Spezielle Fixierhosen sind in unterschiedlicher Qualität und in verschiedenen Größen erhältlich. Sie gibt es aus hochelastischem Kunststoffmaterial oder aus Baumwolle (s. **Abb. 5-18**). Erstere passen sich gut der Körperform an, tragen wenig auf und fixieren die Vorlage eng am Körper. Wenn Einschränkungen der Fingerfertigkeit vorliegen, kann das Handling damit erschwert sein. Baumwollmodelle sind angenehm im Tragen, sind aber wesentlich teurer. Alle Fixierhosen sind waschbar, in der Regel bei 60 Grad. Bei den Fixierhosen aus Kunststoffmaterial gibt es Qualitätsunterschiede im Tragekomfort und der Häufigkeit der Waschmöglichkeit. Vorlagen können auch mit vorhandenen Unterhosen getragen werden. Diese müssen allerdings eng anliegen, sonst besteht ungenügender Auslaufschutz.

Das zweiteilige System eignet sich gleichermaßen gut für mobile als auch immobile Personen. Die Handhabung ist weniger komplex, so kann sie auch von Menschen, die an der oberen und unteren Extremität funktionell eingeschränkt sind, erlernt werden. Die zweiteiligen Systeme werden oft als angenehm empfunden, weil der Hüftbereich nicht mit Material umschlossen ist. Es kann besser Luft an die Haut gelangen, dies kann Hautschäden vorbeugen.

Abbildung 5-17 Inkontinenzeinlage speziell für Männer

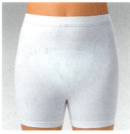

Abbildung 5-18 Fixierhilfe für Inkontinenzvorlagen aus Baumwolle

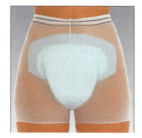

Abbildung 5-19 Anatomisch geformte Vorlage mit hochelastischer Fixierhilfe

Einteiliges System (Inkontinenz-Slip)

Ein einteiliges saugendes System (Inkontinenz-Slip) wird auch als «geschlossenes System» bezeichnet, da auch die Hüfte mit Material umschlossen ist. Es bietet quasi einen «Rundumschutz». Dieses Hilfsmittel gibt es in zwei Formen, einmal mit verschließbaren Klebestreifen (s. **Abb. 5-20, 5-21**) oder als saugenden «Einmalschlüpfer», auch als «Pull-up» bezeichnet (s. **Abb. 5-22**).

Die verschließbaren Inkontinenz-Slips eignen sich besonders bei Personen mit Diarrhoe, mit kombinierter Urin- und Stuhlinkontinenz oder extrem unruhigen Patienten/Bewohnern. Ein Nachteil dieses System ist es, dass größere Hautareale mit wasserundurchlässigem Material bedeckt sind, was möglicherweise unter entsprechenden Bedingungen zu Hautbelastungen, Hautschäden oder Hitzestau führen kann. Es gibt heute auch Produkte bei denen das Ausmaß und die Art der Außenfolie «hautfreundlicher» ist (s. **Abb. 5-23**). Beide Formen der Inkontinenz-Slips werden ebenfalls in verschiedenen Größen und Saugstärken angeboten. Die Größenauswahl richtet sich nach dem Hüft- bzw. Bauchumfang der zu versorgenden Person.

Ein optimaler Auslaufschutz bei den Slips mit Klebebändern kann erreicht werden, wenn die richtige Größe ausgewählt und die Anlagetechnik beachtet wird. Ist die Abmessung des Hüft- bzw. des Bauchumfangs nicht genau vorgenommen, ist der Abschluss im Schrittbereich nicht exakt genug, kann Urin auslaufen. Ebenso wichtig sind das symmetrische Anbringen des Slips am Körper und das Schließen der Klebestreifen an gleicher Stelle auf beiden Körperseiten. Aus Gründen der Wirtschaftlichkeit sind Slips mit zweifach verwendbaren Klebestreifen zu wählen. Die Technik des Anlegens ist schwieriger als die des zweiteiligen Systems. Manuelle Geschicklichkeit, körperliche Beweglichkeit und uneingeschränkte Kognition sind die Voraussetzungen, um dieses Hilfsmittel selbstständig anzulegen. Die richtige Anlegetechnik muss auch von den Pflegenden erlernt werden. Dadurch können sie Material sparen, Wäscheverbrauch reduzieren und den Betroffenen Verunsicherungen nehmen.

Der Einsatz eines geschlossenen Systems bedarf immer einer pflegefachlichen Begründung.

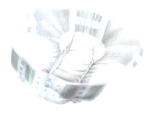

Abbildung 5-20 Inkontinenz-Slip mit wieder verschließbaren Klebebändern, geöffnet

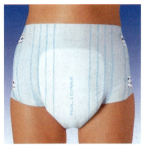

Abbildung. 5-21 Inkontinenz-Slip mit wieder verschließbaren Klebebändern, angelegt

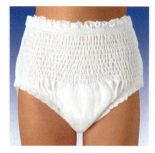

Abbildung. 5-22 Einmal-Inkontinenz-Slip, sog. «Pull-up»

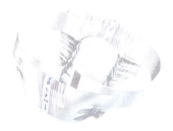

Abbildung 5-23 Atmungsaktive Einlage mit Hüftbund

Ein Vorteil der sogenannten Pull-ups liegt darin, dass sie ohne Öffnen und Schließen von Klebestreifen wie Unterwäsche hoch- und heruntergezogen werden können. Nachteilig kann sich möglicherweise die geringere Saugkapazität im Vergleich zu den geschlossenen Systemen mit Klebestreifen auswirken. Diese Schutzhosen werden oft von inkontinenten Personen besser akzeptiert, sie können auch den selbstständigen Umgang erleichtern. Dies trifft besonders auf kognitiv eingeschränkte Patienten/Bewohner zu. Nachteilig ist, dass beim Wechsel des Slips, wenn Hosen als Kleidung getragen werden, diese dazu aus- und wieder angezogen werden müssen. Die Beschaffungskosten für diese Hilfsmittel sind höher als für die vorher genannten. Dies kann einerseits den Betrag der Zuzahlung erhöhen (s. S. 154), andererseits aber durch die bessere Akzeptanz des Hilfsmittels auch Kosten einsparen.

> **Fallbeispiel**
> Herr B., 85 Jahre, mit einer fortschreitenden Demenz wird im häuslichen Umfeld pflegerisch versorgt. Die Hauptpflegeperson ist die Ehefrau, 78 Jahre. Sie wird durch Mitarbeiter der Sozialstation einmal täglich bei der Körperpflege unterstützt. Herr B. äußert keinen Harndrang. Er erkennt die Toilette in ihrer Funktion, wenn er sie sieht. Wenn ihr Ehemann unruhig wird und in der Wohnung umhergeht weiß Frau B., dass ihr Mann in der Regel Harndrang verspürt. Da Herr B. sich meist vehement gegen aufgeforderte Toilettengänge wehrt, wird die Inkontinenz zunächst mit einem zweiteiligen System kompensiert. Herr B. benötigt fünf Vorlagen in 24 Stunden, drei bis vier mittlerer Saugstärke am Tag und ein hochvolumiges einteiliges System mit Klebestreifen in der Nacht. Die Ehefrau ist sehr belastet, da Herr B. am Tag häufig die Vorlagen entfernt und zerpflückt, und dann die Wäsche oft nass wird. Die Umstellung auf ein einteiliges System mit Klebestreifen, auch am Tag, ist ohne Erfolg. Eine Pflegefachkraft der Sozialstation rät Frau B. zu «Pull-ups». Nach zwei Wochen akzeptiert Herr B. das Hilfsmittel als Unterwäsche und die Kleidung bleibt trocken. Wenn es gelingt, ihn auf die Toilette zu begleiten, entfernt er die Kleidung einschließlich des Inkontinenzhilfsmittels fast selbstständig, seine Unruhe lässt nach. Am Tag benötigt Herr B. zwei «Pull-ups». Obwohl diese teurer als anders saugende Produkte sind, konnten Kosten reduziert werden. Außerdem erhöhte der Einsatz der «Pull-ups» die Lebensqualität des Ehepaares, und war für Frau B. die kraftschonendere Lösung.

Für die Sicherheit der aufsaugenden Hilfsmittel ist die korrekte Anlagetechnik von großer Bedeutung Die Schulung der Mitarbeiter wird als Serviceleistung von vielen Herstellerfirmen angeboten. Zur Mitarbeiter- und Angehörigenschulung sind auch angebotene Bildtafeln hilfreich.

> **Merke:** Für die Sicherheit aufsaugender, körpernaher Inkontinenzhilfsmittel sind die richtige Wahl der Saugstärke, die Anlagetechnik und die enge Platzierung am Körper entscheidend.

In der Praxis sind auch Mehrfachversorgungen und vorsorglicher Einsatz mit körpernahen aufsaugenden Produkten zu finden. Diese sind grundsätzlich in Frage zu stellen. Sie vermindern Tragekomfort und Diskretion, außerdem können Hautschäden begünstigt werden. Mehrfachversorgung, vorsorgliche Nutzung oder unnötige Versorgung mit möglichst großer Aufnahmekapazität treiben die Kosten für aufsaugende Hilfsmittel unnötig in die Höhe (Kuno et al., 2004). Im Rahmen eines Forschungsprojektes wurde dem Aspekt der Mehrfachversorgung, beziehungsweise der «vorsorglichen Vorlagenversorgung» nachgegangen. Dabei zeigte sich, dass diese Art der Hilfsmittelanwendung manchmal in der Situation der Pflegenden selbst oder deren struktureller Arbeitsbedingungen begründet ist. Es werden z. B. Gründe der Fürsorge oder Arbeitsentlastung genannt. Auch können die Gewaltbereitschaft von Bewohnern, Ekel der Pflegenden, Personalengpässe, Logistikprobleme bei der Hilfsmittelversorgung und der ausdrückliche Wunsch von Angehörigen, dieses Pflegeverhalten auslösen (Müller, 2005; Keller, 2005). Es kann gefolgert werden, dass diese Art des Hilfsmitteleinsatzes nur nach eingehender Reflexion der Situation und folgerichtiger Begründung fachlich zu vertreten ist. Demzufolge ist festzuhalten, dass eine Mehrfachversorgung oder der vorsorgliche Einsatz aufsaugender Hilfsmittel ein Indikator für Überforderung in komplexen Pflegesituationen sein kann. Diese Situationen müssen im Team bewusst angesprochen und kritisch überdacht werden.

5.5.2
Ableitende Systeme

Zur Kompensation der Kontinenz stehen auch ableitende Systeme zur Verfügung. Dazu gehören, wie in Kap. 5.4.1 beschrieben, der Blasenverweilkatheter. Für Männer gibt es das weniger invasive Hilfsmittel, das Kondomurinal.

5.5.2.1
Das Kondomurinal

Bei diesem Hilfsmittel wird der Urin über ein Kondom in einen Sammelbeutel abgeleitet. Es ist ein Hilfsmittel für Männer z. B. mit neurogenen Blasenfunktionsstörungen, mit Stressharninkontinenz nach Sphinkterotomie bei Paraplegie, bei

Drangharninkontinenz nach Apoplex, Morbus Parkinson und Morbus Alzheimer (Piechota/Pannek, 2003). Das Urinal wird, je nach den individuellen Fähigkeiten, entweder durch die inkontinente Person selbstständig ggf. teilweise selbstständig, oder durch eine Pflegeperson angelegt. Es gibt ein großes Produktangebot, so dass Patienten/Bewohner individuell versorgt werden können. Die Kondome werden aus Latex oder Silikon (synthetisches Material) angeboten (s. **Abb. 5-24, 5-25**). Bei der Auswahl sollten die entsprechenden Materialeigenschaften wie z. B. hoch elastisch, antiallergen, wenig hautreizend, berücksichtigt werden. Um Latexallergien zu verhindern, werden heute, obwohl sie teurer sind, vermehrt Kondome aus synthetischem Material eingesetzt (z. B. Silkon). Menschen mit Meningomyelozele haben eine besonders hohe Neigung zur Latexallergisierung, sie sollten deswegen generell mit latexfreien Kondomen versorgt werden (Piechota/Pannek, 2003). Genaue Anpassung und zuverlässige Fixierung sind Voraussetzungen, dass dieses Hilfsmittel sicher ist.

Als Vorteile des Hilfsmittels gelten:

- Vermeidung katheterassoziierter Komplikationen (Piechota/Pannek, 2003)
- Hautbelastung nur an einem kleinem Areal
- Ggf. Erhöhung der Mobilität und ggf. Unabhängigkeit von Hilfspersonen
- Ungestörte Nachtruhe bei nächtlichem Einsatz
- Wechselintervall, einmal in 24 Std.

Als Nachteile gelten:

- Emotionale Widerstände gegen das Hilfsmittel
- Die manuell differenzierte Anlegetechnik
- Verminderung der Motivation zum Kontinenztraining nach radikaler Prostatektomie (Piechotka/Pannek, 2003)

Kondomurinale können nicht eingesetzt werden bei:

- Retrahiertem Penis
- Ablehnung durch den Betroffenen

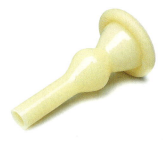

Abbildung 5-24 Kondom aus Latex

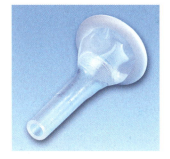

Abbildung 5-25 Kondom aus Silikon

- Wiederkehrenden Hautschäden und Allergien, auch nach Produktwechsel
- Akuten Hauterkrankungen, z. B. Pilze
- Relevante Blasenentleerungsstörung
- Ausgeprägte Vorhautverengung (Leitlinie der Deutschen Gesellschaft für Geriatrie, Harninkontinenz, 2005)

Möglicherweise kann dieses Hilfsmittel bei Männern mit kognitiven Einschränkungen nicht eingesetzt werden. Wenn ein Mann nur eingeschränkt versteht, wozu er das Kondom trägt, dann wird er unter Umständen unruhig, manipuliert an seinem Penis und das Kondom löst sich. Die Manipulation am Penis kann von der Umgebung falsch gedeutet werden. Dies kann, je nach sozialer Situation, zu Missverständnissen in der Kommunikation mit Pflegenden, den Mitbewohnern/Mitpatienten und den Angehörigen führen.

Emotionale Barrieren, als Widerstände gegen das Hilfsmittel, können sowohl auf Seiten der Betroffenen als auch der Pflegenden bestehen. Das Anlegen eines Kondoms, aber auch das Anleiten dazu können als ein Eindringen in die Intimsphäre erlebt werden, das eher mit Sexualität verknüpft ist, als z. B. das Legen eines Blasenkatheters. Es bedarf einer hohen Empathie und menschlichen Sicherheit der Pflegenden, um das Selbstwertgefühl des Betroffenen durch ihr Verhalten in dieser Situation nicht zu beeinträchtigen. Wird das Kondomurinal hingegen akzeptiert und korrekt angelegt, dann ist es ein sicheres Hilfsmittel. Aus den genannten Gründen ist es sinnvoll, dass der Betroffene lernt, das Hilfsmittel selbstständig anzulegen und damit umzugehen. Hier gilt es sowohl die manuellen Fähigkeiten als auch die kognitiven und psychischen Voraussetzungen zu prüfen.

Wenn Abhängigkeiten, besonders beim Anlegen des Kondoms, bestehen bleiben, ist die Auswahl der entsprechenden Hilfsperson für das emotionale Erleben von hoher Bedeutung. Ob Angehörige hier einbezogen werden können, sollte jeweils geklärt werden.

Sicherheit durch Anlegetechnik
Um die Sicherheit des Hilfsmittels zu gewährleisten sind beim Anlegen folgende Punkte zu beachten:

- Passgenauigkeit: Durch Maßband oder Schablone wird die individuelle Größe des Kondoms ermittelt. Bei zu klein gewähltem Kondom kommt es zu Abschnürungen und gegebenenfalls zu Hautverletzungen, bei zu groß gewähltem Kondom besteht keine Sicherheit (Piechota/Pannek, 2003) (s. **Abb. 5-26**).
- Befestigungsart am Penis: Die Kondome sind entweder durch eine integrierte Klebefläche selbstklebend oder werden mittels doppelseitigen Klebebändern oder Hautkleber am Penis befestigt (s. **Abb. 5-27**). Ob ein selbstklebendes Kondom, hydrokolloide Haftstreifen oder entsprechende Hautkleber als Befestigungsart gewählt werden, hängt vom Penisdurchmesser, der Hautbeschaffenheit, den manuellen Fähigkeiten und den Wünschen des Betroffenen ggf. seiner Angehörigen ab. Welche dieser Befestigungsmöglichkeit die beste ist, kann man

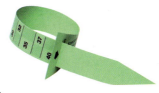

Abbildung 5-26 Maßband zur Ermittlung der Kondomgröße

nicht pauschal sagen. Für die Anwendung der jeweiligen Befestigungsart sind die Produktinformationen der Hersteller zu beachten, so werden Fehlerquellen minimiert.

- Entfernung der Behaarung am Penisschaft: Das Hautareal am Penisschaft, das mit der Klebefläche in Verbindung kommt, muss rasiert werden, aber nicht die vollständige Schambehaarung. So werden beim Entfernen des Kondoms keine Schmerzen verursacht und kleinen Verletzungen mit der Gefahr von Haarbalgentzündungen vorgebeugt. Die Schambehaarung kann mittels eines kleinen Lochtuches oder Lochpapiers, das über den Penis gestülpt wird, abgedeckt werden, das erleichtert das Anlegen.
- Hautzustand: Fette und Öle lösen die Klebesubstanz und feuchte Haut vermindert die Klebeeigenschaft der Befestigung. Deshalb dürfen z. B. keine fetthaltige Körperlotion oder ölhaltige Zusätze im Waschwasser direkt vor dem Anlegen des Kondoms verwendet werden. Das Kondom sollte nicht direkt nach dem Vollbad angebracht werden.
- Abrollen des Kondoms: Es besteht die Gefahr, dass die Klebeverbindung stark belastet wird, wenn sich die Blase im Schwall entleert. Das Kondom kann sich dabei ablösen. Aus diesem Grund ist es wichtig eine «Pufferzone» zu schaffen. Vor dem Aufsetzen am Penis wird das Kondom zwei Wicklungen abgerollt. Damit wird ein kleines Urinreservoir geschaffen, von dem der Urin dann gut in das Sammelsystem abfließen kann. Das erhöht die Sicherheit. Hierzu sind die Produktinformationen des Herstellers genau zu beachten. Von manchen Herstellern werden Kondome angeboten, die mit einer Abrollhilfe ausgestattet sind. Je nach der manuellen Fähigkeit des Anlegers ist diese Konstruktion eventuell als eine weitere Entscheidungshilfe bei der Auswahl des Kondoms heranzuziehen.
- Korrekte Verbindung mit dem Ableitungssystem: Kondom und Sammelbeutel werden in der Regel durch einen Ansteckkonus am Beutel verbunden. Wichtig

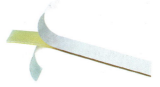

Abbildung 5-27 Doppelseitiges hydrokolloides Band zur Befestigung des Kondoms

ist, dass diese genügend zusammengesteckt sind, damit sich durch das Gewicht des gefüllten Beutels die Verbindung nicht löst.
- Entfernen/Wechsel des Kondoms: Zum Entfernen des Kondoms wird es von hinten her abgerollt. Hautreizungen werden verhindert, wenn nicht zu stark daran gezogen wird. In der Regel bleiben keine Kleberückstände auf der Haut. Auf keinen Fall dürfen Rückstände mit Lösungsmittel wie z. B. Reinigungsbenzin entfernt werden. Sie können abgewaschen oder mit dem Finger vorsichtig abgerubbelt werden. Das Kondom sollte alle 24 Stunden, beziehungsweise nach den Herstellerangaben, gewechselt werden.
- Ableitung des Urins in ein Sammelsystem: Der Urin wird in einen Sammelbeutel abgeleitet. Es gelten dieselben Ansprüche wie bei den Blasenverweilkathetern beschrieben (s. S. 137). Beim Kondomurinal können unsterile Sammelsysteme verwendet werden. Da kein direkter Zugang in die Blase besteht, entfällt diese Art der Infektionsprohylaxe.

Merke: Beim Kondomurinal ist kein direkter Zugang in die Blase geschaffen, deshalb kann ein unsteriles Urinsammelsystem benutzt werden.

Je nach Situation wird der Beinbeutel am Ober- oder Unterschenkel (z. B. bei Rollstuhlfahrern) platziert. Bei größerer nächtlicher Ausscheidung haben sich Systeme bewährt, an denen ein Nachtbeutel mit Auslassvorrichtung angeschlossen werden kann. Alternativ dazu kann der Beinbeutel mit einem großlumigen, unsterilen Sammelbeutel mit Ablassvorrichtung ausgetauscht werden. Dies empfiehlt sich aus Kostengründen nur, wenn am Tag ein unsteriler Beinbeutel benutzt wird. Diese Beutel können auch bei immobilen, bettlägerigen Patienten eingesetzt werden.

Merke: Wenn das Kondomurinal an der Fixierung am Penis undicht ist, bestehen meist Fehler bei der Auswahl und der Anlegetechnik. Nutzer und Pflegende müssen Fehlerquellen kennen, sich mit der Anlegetechnik vertraut machen und den Umgang mit dem Hilfsmittel einüben.

5.5.2.2
Externe Urinableiter (Urinkollektoren)

Externe Urinableiter bestehen aus einem geruchs- und flüssigkeitsdichten Sammelbeutel mit einer daran befestigten, hautschonenden Klebefläche, ähnlich einem Stomabeutel. Ein Urinablauf dient als Verbindungsstück zu einem Sammelbeutel. Dieses Hilfsmittel gibt es für Männer und Frauen, es ist nur für immobile, bettlägerige Frauen und Männer geeignet. Der Urinkollektor kann z. B. bei Männern mit retrahiertem Penis eingesetzt werden, bei denen in der Regel ein Kondom-Urinal aus anatomischen Gründen nicht sicher ist. Dem Klebevorgang geht die Rasur der Schambehaarung voraus. Zur besseren Abdichtung wird bei

Frauen zusätzlich eine Klebepaste verwendet. Die Tragedauer richtet sich nach der Herstellerempfehlung. Bei Frauen ist der Einsatz auf Grund der anatomischen Gegebenheiten begrenzt einzusetzen und wenig sicher (Wilson, 2002).

5.6 Sozialrechtliche Grundlagen/Finanzierung von Inkontinenzhilfsmitteln

Produkte zur Behandlung und Kompensation von Inkontinenz, zählen zu den Leistungen der gesetzlichen Krankenkassen. Die gesetzliche Anspruchsgrundlage hierfür ist der § 33 SGB V (Sozialgesetzbuch V). Voraussetzung für die Verordnung eines Hilfsmittels ist, dass es im Hilfsmittelverzeichnis der Krankenkassen gelistet ist (§ 139 SGB V). Hilfsmittel Im Rahmen der Inkontinenz sind in den Produktgruppen 15 (Inkontinenzhilfen) und 33 (Toilettenhilfen) geführt.

Sie sind im Zusammenhang mit der Behandlung einer Krankheit oder um eine Behinderung vorzubeugen oder auszugleichen verordnungsfähig und gehen nicht in das ärztliche Verordnungsbudget ein. Die Kosten für eine sachgerechte Inkontinenzversorgung werden von den Krankenkassen übernommen, wenn eines der im Folgenden beschriebenen Merkmale vorliegt und der Arzt ein Rezept mit einem entsprechenden Indikationsvermerk ausstellt.

Fallgruppe 1: Das Hilfsmittel ermöglicht den Betroffenen eine Teilnahme am gesellschaftlichen Leben.

Fallgruppe 2: Die Verordnung steht in Zusammenhang mit der Behandlung einer Krankheit (z. B. Dekubitus).

Fallgruppe 3: Die Verordnung dient der Prävention von Erkrankungen im Zusammenhang mit schweren Funktionsstörungen. Auf dem Rezept wird dazu die Nummer 7 angekreuzt.

Unbedeutend für diese Regelungen ist, ob der Versicherte im häuslichen Bereich oder in einer stationären Einrichtung lebt.

Die Träger einer stationären Einrichtung können mit den Landesverbänden der Krankenkassen Vereinbarungen über eine pauschale Abgeltung der Kosten für Inkontinenzartikel treffen. Die Höhe der Pauschalen variiert je nach Bundesland. Voraussetzung für die Abrechung des Pauschalbetrags ist auch in diesem Fall die Vorlage einer ärztlichen Verordnung bei der Krankenkasse.

Seit dem 1. Januar 2004 wurde eine generelle Zuzahlungspflicht für Hilfsmittel eingeführt. Sie beträgt 10 % des Produktpreises, maximal jedoch zehn Euro. Die Zuzahlung gilt auch für Heimbewohner, eine jährliche Obergrenze wird festgelegt. Von chronisch Kranken wird eine niedrigere Zuzahlung gefordert (sog.

Überforderungsklausel). Generell von der Zuzahlung befreit sind Kinder und Jugendliche bis zum 18. Lebensjahr.

Seit dem 1. Januar 2005 haben die Spitzenverbände der Krankenkassen für bestimmte Hilfsmittelgruppen bundeseinheitliche Festbeträge vereinbart (§ 36, SGB V). Im Zuge dessen wurden auch für Inkontinenzhilfen bundesweite Festbeträge, d. h. Höchsterstattungsbeträge, eingeführt. Nachdem die Festbeträge zum Teil keine kostendeckende Versorgung der Versicherten zulassen, können die Patienten/Bewohner unter Umständen mit Zusatzkosten, sog. Aufpreiszahlungen belastet werden.

Regelungen der Sozialgesetzgebung unterliegen fortlaufendem Wandel. Es ist deshalb nicht ausgeschlossen, dass die beschriebenen Vereinbarungen sich ändern. Vor einer Betroffenenberatung müssen jeweils die aktuellen Ausführungsbestimmungen geklärt werden.

Über die Leistungen der Pflegeversicherung ist eine weitere Kostenübernahme für «zum Verbrauch bestimmte Pflegehilfsmittel» möglich. Diese tragen, nach § 40 SGB XI, zur «Erleichterung der Pflege oder zur Linderung der Beschwerden des Pflegebedürftigen bei, oder sie ermöglichen ihm eine selbstständige Lebensführung». Darüber können Produkte, die im Rahmen der Inkontinenz hilfreich sind, gekauft werden. Zu diesen gehören z. B. saugende Bettschutzeinlagen, Einmalhandschuhe, Desinfektionsmittel. Die Pflegekassen überprüfen die Notwendigkeit der Versorgung, eine ärztliche Verordnung ist nicht erforderlich. Der monatliche Höchstbetrag beträgt zzt. 31 Euro. Diese Leistung muss durch den Versicherten bei der Pflegekasse schriftlich beantragt werden.

Literatur

Abrams, P.; Cardozo, L.; Khoury, S.; Wein, A. (2002): Incontinence. 2nd International Consultation on Incontinence Paris, July 1–3, 2001. 2nd Edition, (2002). Health Publication Ltd., Plymouth, UK.

Addison, R.: Catheter valves: a special focus on the Bard Flip-Flo™ catheter. British Journal of Nursing, 8 (1999) 9:567–580

Arbeitskreis «Krankenhaus- und Praxishygiene»: Leitlinien zur Hygiene in Klinik und Praxis, Die Harndrainage, Wiesbaden 2004. www.uni-duesseldorf.de/AWMF/11/029–007.htm

Bach, D.: Katheter-Inkrustation, Ursachen und Konsequenzen für die Katheterhygiene. *Hyg. Med* 23, (1998)10: 404–408.

Baker, J.; Norton, P.: Evaluation of absorbent products for women with mild to moderate urinary incontinence. *Applied Nursing Research*, 9 (1996)1: 29–36.

Brazzelli, M.; Shirran, E.; Vale, L.: Absorbent products for containing urinary and/or fecal incontinence in adults. *The Cochrane Library*, (2004) (Issue 3).

DEGAM: Harninkontinenz. Leitlinie, (2004) Vol. 5. Deutsche Gesellschaft für Allgemeinmedizin und Familienmedizin e. V.

Deutsche Gesellschaft für Geriatrie: Leitlinien, Harninkontinenz. Euro J Ger Supplement 7 (2005) 2: 1–44

Dunn, S.; Kowanko, I.; Paterson, J.; Pretty, L.: Systematic review of the effectiveness of urinary continence products. *Journal of wound, ostomy and continence nursing*, 29 (2002)3: 129–142.

Fonda, D.; Benvenuti, F.; Cottenden, A.; Dubeau, C.; Kirschner-Hermanns, R.; Miller, K.; Palmer, M.; Resnik, N. M. (2002): Urinary incontinence and bladder dysfunction in older persons. In: Abrams, P.; Cardozo, L.; Khoury, S.; Wein, A. Incontinence 2nd International Consultation on Incontinence Paris, July 1–3, 2001, 2nd Edition 2002. Health Publication Ltd., Plymouth, UK: 627–695.

Gauruder-Burmester, A.;Kölbl, H.;Perucchini, D.; Peschers, U.; Petri, E.; Reisenauer, C.; Tamussi-no, K.; Tunn, R.: Descensus genitalis. Leitlinien der Deutschen Gesellschaft für Gynäkologie und Geburtshilfe, Urogynäkologie, (2006), www.uni-duesseldorf.de/amwf/11/015-006.htm

Gesetzliche Krankenversicherung: Sozialgesetzbuch (SGB), Fünftes Buch (V), § 33, § 36, § 126, § 139. www.sozialgestzbuch-bundessozialhilfegesetz.de/_buch/sgb_v.htm

Göckel-Beining, B.; Heidenreich, A.; Rübben, H.; Thon, W.; Thüroff, J. W.; Weidner, W.: Der intermittierende Katheterismus bei neurogenen Blasenfunktionsstörung. Leitlinien der deutschen Gesellschaft für Urologie, 2005. www.uni-duesseldorf.de/amwf/11/043-043.htm

Guidelines on Neurogenic Lower Urinary Tract Dysfunction. European Association of Urology, (2003): Stöhrer, M.; Castro-Diaz, E.; Chartier-Kastler, E.; Kramer, G.; Mattiasson, A.; Wyndaele, J. J.

Hayder, D.: Einsatz von Hilfsmitteln. In: Deutsches Netzwerk für Qualitätsentwicklung in der Pflege (Hrsg): *Expertenstandard – Förderung der Harnkontinenz in der Pflege. Entwicklung – Konsentierung – Implementierung. Schriftenreihe des DNQP*, Osnabrück 2007.

Hellström, L.; Zubotikin, N.; Ekel, P.; Larsson, M. E.; Milsom, I.: Selecting the correct incontinence pad in nursing home patients by pad weighting. *Archives of Gerontology and Geriatrics*, 18 (1994) 2: 125–132.

Keller, A.: Einsatz von aufsaugenden Hilfsmitteln bei Pflegeheimbewohner. Eine Nachuntersuchung zum KIPS -Projekt. Diplomarbeit, unveröffentlicht 2005

Kohler-Ockmore, J.; Feneley, R. C.: Long-term catheterization of the bladder: prevalence and morbidity. *British journal of urology*, 77(1996) 3: 347–351.

Kuno, E.; Müller, E.; Müller, M.; Pfisterer, M.; Richter, A. Kontinenzberatung im Pflege- und Seniorenheim (KIPS). Unveröffentlicher Abschlussbericht des Modellprojekts der Robert Bosch Stiftung. Bethanien-Krankenhaus Heidelberg, Geriatrisches Zentrum an der Universität Heidelberg, Kontinenzberatungsstelle., Heidelberg 2004

Madersbacher, H. Konservative Therapie der neurogenen Blasendysfunktion. *Der Urologe, A* 38 (1999)1: 24–29.

Madersbacher, H.; Wyndaele, J. J.; Igawa, Y.; Chancellor, M.; Chartier-Kastler, E.; Kovinda, A. Conservative management in neuropathic urinary incontinence. In: Abrams, P.; Cardozo, L.; Khoury, S.; Wein, A. Incontinence. 2nd International Consultation on Incontinence Paris, July 1–3. 2nd Edition 2002, Health Publication Ltd., Plymouth, UK 2002: 699–754.

Martius, J.; Brühl, P.; Dettenkofer, M.; Hartenauer, U.; Niklas, S.; Piechota, H.-J. Kommission für Krankenhaushygiene und Infektionsprävention am Robert Koch-Institut. Empfehlungen zur Prävention und Kontrolle Katheter-assoziierter Harnwegsinfektionen. *Bundesgesundheitsblatt-Gesundheitsforschung- Gesundheitsschutz*, 42 (1999)10: 806–809.

Mcintosch, L.: The Role of the Nurse in the Use of Vaginal Pessaries to Treat Pelvic Organ Prolaps and/or Urinary Incontinence: A Literature Review. Urol. Nurse. 25 (2005) 1: 41–48 www.medscape.com/viewarticle/499503_print

Müller, E.; Kuno, E.; Pfisterer, M.; Müller, M. Sicher ekelt man sich davor, doch es gehört einfach dazu. *Pflege Aktuell*, 59 (2005)1: 30–35.

Newman, D. K.; Fader, M.; Bliss, D. Z.: Managing incontinence using technology, devices, and products, Directions for research. *Nursing Research*, 53 2004 (6S): S. 42–S48.

Norton, C.: Praxishandbuch – Pflege bei Inkontinenz, Urban & Fischer, München, Jena 1999:

Paterson, J.; Dunn, S.; Kowanko, I.; van Loon, A.; Stein, I.; Pretty, L.: Selection of continence products: perspectives of people who have incontinence and their carers. *Disability and Rehabilitation*, 25 (2003)17: 955–963.

Piechota, H. J.; Pannek, J.: Katheterdrainage des Harntrakts. Stand der Technik und Perspektiven. *Der Urologe, A* 42 (2003) 8: 1060–1069.

Pointer, I.; Madersbacher, H. Harninkontinenz beim alten Menschen: Eine Analyse bei Bewohnern von Alten- und Pflegeheimen in Innsbruck. *Geriatrische Forschung,* (1993) 2: 67–74.
Roe, B.: Die Katheterisierung. In: Norton, C.: Praxishandbuch – Pflege bei Inkontinenz, Urban & Fischer, München, Jena 1999:
Soziale Pflegeversicherung: Sozialgesetzbuch (SGB), Elftes Buch (XI), § 40 www.sozialgestzbuch-bundessozialhilfegesetz.de/_buch/sgb_xi.htm
Vogt, H.-J.: Inkontinenz und Hautprobleme. In: Gesellschaft für Inkontinenzhilfe e. V. Bamberger Gespräche 1999, Haut und Inkontinenz. Gesellschaft für Inkontinenzhilfe e. V., Bamberg (1999): 15–23.
Watson, N. M.; Brink, C. A.; Zimmer, J. G.; Mayer, R. D.: Use of the agency for health care policy and research urinary incontinence guideline in nursing homes. *Journal of American Geriatrics Society.* 51 (2003)12: 1779–1786.
White, H.:Kontinenzhilfen für Körperbehinderte. In: Norton, C.:Praxishandbuch – Pflege bei Inkontinenz. Urban & Fischer, München, Jena 1999: 207–217.
Wilde, M. H.; cameron, B. L. (2003): Meanings and practical knowledge of people with long-term urinary catheters. *Journal of wound, ostomy, and continence nursing.* 30 (1): 33–40; discussion 40-33.
Wilson, L.: Focus on older people. In: Getliffe, K.; Dolman, M. Promoting continence. A clinical and research resource, Baillière Tindall, UK 2002: 135–184.
Wilson, C.; Sandhu, S. S.; Kaisary, A. V.: A prospective randomized study comparing a catheter – valve with a standard drainage system. British Journal of Urology, (1997)80: 915–917.

Zusätzlich verwendete Literatur:
Müller, M.; Kuno, E.; Pfisterer, M: Schulungsunterlagen des Teams der Kontinenzberatungsstelle am Bethanien-Krankenhaus, Heidelberg
Paul Hartmann AG: Schulungsunterlagen Inkontinenzhygiene, Fortbildung zum/zur Inkontinenzberater/in
Udri, G.; Sauer,M.: Schulungsmappe zur Urinalversorgung, 14 (2005), Lobbach

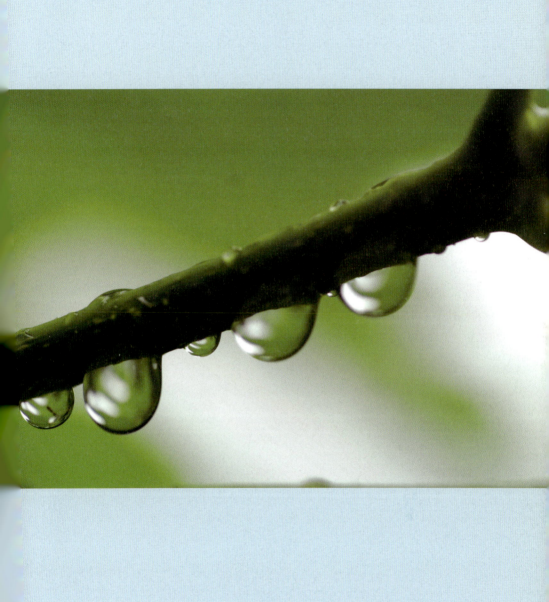

6 Hautpflege bei Inkontinenz

In diesem Kapitel werden die möglichen Zusammenhänge zwischen Harninkontinenz und Schädigung der Haut, sowie Maßnahmen zu deren Gesunderhaltung dargestellt. Aufgrund der Datenlage basieren die Ausführungen vorwiegend auf der Stufe des Erfahrungswissens.

6.1 Ursachen für Hautschäden bei Inkontinenz

Wenn Inkontinenz vorliegt, gibt es wesentliche Faktoren, die die Haut belasten. Allein durch die Feuchtigkeit auf der Haut quillt die Hornschicht auf, die Haut wird dadurch durchlässiger und verletzlicher. Durch harnstoffspaltende Mikroorganismen wird Ammoniak freigesetzt, der pH-Wert der Haut erhöht sich. Wenn Urin längerfristig auf die Haut einwirkt, ist der Wasser-Lipid-Mantel (sog. Säureschutzmantel) in seiner Funktion gemindert oder zerstört, das physiologische Hautmilieu damit aufgehoben. (Nashan et al., 2004; Vogt, 1999). Nässe und erhöhter pH-Wert bieten einen idealen Nährboden für Keime. Besonders prädisponiert sind Hautareale, bei denen Haut auf Haut liegt, wie z. B. die Analfalte und die Leistenbeugen. Es gibt weitere Faktoren, die diese Veränderungen zusätzlich auslösen können. Dazu gehören, mangelndes oder zu forciertes Reinlichkeitsverhalten, Reste von aufgetragenen Salben oder nach dem Waschen verbliebene Alkalireste, Kontaktallergene und ungeeignete Inkontinenzhilfsmittel (Nashan et al., 2004, Vogt, 1999).

Weitere Risikofaktoren begünstigen die Entstehung von Hautschäden. Insbesondere zählen dazu Veränderungen des Hautzustands aufgrund von Alter oder Erkrankung, wie z. B. Diabetes, Durchblutungsstörungen und Hauterkrankungen. Weitere Risikogruppen sind Menschen in schlechtem Ernährungszustand und bei Exsikkose, oder die durch ihre Hautkonstitution (atopische Disposition) gefährdet sind (Vogt, 1999).

6.2
Ziele und präventive Maßnahmen

Hautschäden durch Inkontinenz gilt es wirksam vorzubeugen, es werden dabei folgende Ziele verfolgt:

- Erkennen der Risikofaktoren
- Erhaltung und Förderung des physiologischen Hautmilieus
- Verhinderung zusätzlicher Hautbelastungen

Zur Zielerreichung können die folgenden Maßnahmen empfohlen werden:

6.2.1
Erkennung der Risikofaktoren/Hautanalyse

Um die Risikofaktoren zu erkennen und den Hautzustand einzuschätzen ist großer Wert auf die Anamnese und Beobachtung der Haut zu legen. Nachdem die physiologischen Altersveränderungen hier eine große Rolle spielen, sind Pflegefachkräfte in allen Settings bei diesem Personenkreis zur exakten Einschätzung aufgefordert. Die einzelnen Aspekte der Hautbeobachtung werden hier nicht beschrieben, da sie als Basiswissen der Pflegefachkräfte vorausgesetzt werden.

6.2.2
Aspekte der Hautreinigung

Bereits Waschen nur mit Wasser verändert das physiologische Hautmilieu. Deshalb ist die Reinigung der Haut schonend vorzunehmen, zu häufiges Waschen ist zu hinterfragen. Zur Reinigung erweisen sich günstig schwach saure (pH-Wert 5,5–6) oder neutrale Syndets in flüssiger Form, sie werden sparsam eingesetzt. Selbst wenn sog. Rückfetter darin enthalten sind, wird der Wasser-Lipid-Mantel der Haut entfernt. Ist die Reinigung mehrmals am Tag notwendig, reicht es aus, nur körperwarmes Wasser zu verwenden. Zusätzliche Gefahr besteht, wenn die waschaktive Substanz auf der Haut bleibt, das Hautmilieu wird dadurch nachhaltig gestört. Gute Erfahrungen gibt es in Naturheilkunde orientierten Einrichtungen, wenn zur Reinigung des Genitalbereichs Wasser mit einem Zusatz von Zitronensaft oder (Apfel-)Essig (5 l/1 Esslöffel) verwendet wird. Um ein Aufweichen (Mazeration) der Haut zu verhindern, wird nach der Reinigung vorsichtig, aber gründlich, abgetrocknet. Bei hautempfindlichen Personen, dazu gehören insbesondere alte Menschen, müssen mechanische Einwirkungen durch zu starkes Rubbeln oder Reiben unterbleiben.

Merke: Bei der Hautreinigung sind Pflegerituale wie ein «zu viel» und ein «zu oft» kritisch zu überdenken.

6.2.3
Aspekte der Hautpflege/Hautschutz

Da die Haut durch Harninkontinenz speziellen Reizungen ausgesetzt ist, haben Hautpflege und Hautschutz größere Bedeutung als üblicherweise. Zur Rückfettung der Haut nach der Reinigung wird eine Wasser-in-Öl-Lotion (W/O-Lotion) empfohlen. Dies ist besonders bei zu Trockenheit neigender Haut zu beachten. Durch diese Lotion wird die Verdunstung körpereigener Flüssigkeit verhindert und die Haut mit einem schützenden Fettfilm überzogen, der aber Luftdurchlässigkeit garantiert. Andere Gewohnheiten der betroffenen Person sind zu respektieren, aber ggf. auch kritisch zu diskutieren. Salben und Pasten und reine Fettpräparate (z. B. Vaseline, Melkfett) führen zu einer starken Abdichtung der Hautporen, der Wärmeaustausch mit der Umwelt ist durch sie stark eingeschränkt, Hitzestau und das Aufquellen der Haut können die Folge sein. Diese fettenden Präparate kommen gezielt, eher als Schutz vor äußeren Einflüssen, zur Anwendung. Wenn sie erforderlich sind, werden sie dünn aufgetragen. Da sie die Hautporen verschließen, müssen sie zwei Mal täglich sorgfältig entfernt werden, das kann eine zusätzliche mechanische Belastung für die Haut sein (Bienstein et al., 1997; Newman, 2002). Duft- und Konservierungsstoffe in den Pflegepräparaten können als Kontaktallergene wirken (Vogt, 1999), das ist bei der Auswahl der Pflegelotion zu berücksichtigen. Auf Allergien der betroffenen Personen ist besonders zu achten. Bei hautempfindlichen Personen, besonders wenn entzündlich veränderter Urin ausgeschieden wird, können Langzeit- Hautschutzfilme (sog. Hautprotektoren/Barrierecreme), die es in Form von Spray oder Creme gibt sinnvoll sein. Diese Hautschutzpräparate wirken zwischen 7 bis zu 72 Stunden. Herstellerinformationen sind zu beachten. Sie sind atmungsaktiv, bilden aber eine Barriere gegen Flüssigkeit.

Als Hautschutz besonders bedeutsam sind die zur Kompensation der Inkontinenz eingesetzten aufsaugenden Hilfsmittel (Newman, 2002, Füsgen und Dirschka, 2003). Sie müssen bestimmten Qualitätsansprüchen genügen, wie z. B. Ausstattung mit Superabsorber und Rücknässeschutz (s. S. 143). Es gibt Hinweise, dass die Art der Hilfsmittelaußenfolie (atmungsaktiv) hier eine bedeutende Rolle spielt (Füsgen und Dirschka, 2003). Zum Schutz der Haut ist es besser, wenn wenig Hautfläche mit dem Hilfsmittel abgedeckt ist (s. S. 143). Die Inkontinenzprodukte selbst können durch ihre Materialeigenschaften, wie z. B. der rauen Oberflächenstruktur, Haut belastend wirken (Norton, 1999). Damit die Haut vor Nässe geschützt ist, müssen die Hilfsmittel gewechselt werden, wenn deren Aufnahmekapazität erreicht ist. Vorhandene Nässeindikatorstreifen sind zur Einschätzung hilfreich.

6.2.4
Allgemeine Maßnahmen

Um das physiologische Hautmilieu zu erhalten oder zu fördern ist auf eine ausgewogen Ernährung und Flüssigkeitszufuhr zu achten.

Auch bei der Hautpflege bei Harninkontinenz hat die Pflegefachkraft die Aufgabe, Selbstpflegedefizite zu erkennen. Ihre Beratung und Unterstützung der inkontinenten Person und ggf. deren Angehörigen ist darauf auszurichten, dass diese geeignete Maßnahmen zur Förderung und Erhaltung des physiologischen Hautmilieus erlernen.

Literatur

Bienstein, Ch.: Hautpflege und Körperwahrnehmung. In: Bienstein, Ch.;Schröder, G.; Braun, M.; Neander, Kl.-D.: Dekubitus – Die Herausforderung für Pflegende. Thieme, Stuttgart, New York 1997

Füsgen, I.; Dirschka,Th.: In: European Journal of Geriatrics, Vol. 5 (2003) 2: 94–97

Nashan, D., Schumann, H., Meis, J., Kliesch, S.: Harninkontinenz: Übersicht zur Klinik, Prävention und Therapie dermatologischer Folgeerkrankungen. In: Raem, A. M., Fenger, H., Kolb, G. F., Nikolaus, Th., Rychlik, R., v. Pientka, L., Vömel, Th. (Hrsg.): Handbuch Geriatrie – Lehrbuch für Praxis und Klinik. Deutsche Krankenhaus Verlagsgesellschaft mbH, Düsseldorf 2004

Newman, D. K. (2002): Managing and Treating Urinary Incontinence. Health Professions Press, Baltimore, London, Winnipeg, Sydney

Norton, C. (1999): Praxishandbuch – Pflege bei Inkontinenz. Urban & Fischer, München, Jena: 67–69

Vogt, H.-J. (1999): Inkontinenz und Hautprobleme. In: Gesellschaft für Inkontinenzhilfe e. V. Bamberger Gespräche 1999. Haut und Inkontinenz. Gesellschaft für Inkontinenzhilfe e. V., Bamberg: 15–23.

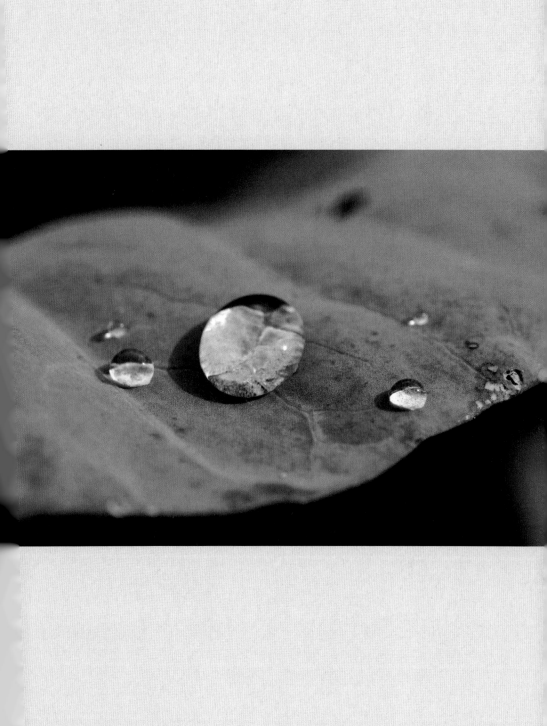

7 Evaluation

Mit einer Evaluation soll die Effektivität einer Maßnahme, zu individuell festgelegten Zeitabständen, einer Prüfung unterzogen werden. Es wird überprüft, ob die Pflegeziele, die mit Beginn der Kontinenzförderung in der Pflegeplanung festgehalten worden sind, erreicht werden konnten.

Das Ziel, im Prozess der Kontinenzförderung, geht aus dem Ergebniskriterium der Ebene 6 des Expertenstandards hervor. Für jede inkontinente Person soll das individuell höchstmögliche Maß an Harnkontinenz mit der größtmöglichen Selbstständigkeit erreicht werden (DNQP, 2007). Daher müssen kontinenzfördernde Maßnahmen und auch solche die eine Inkontinenz kompensieren, einerseits kontinuierlich umgesetzt und andererseits stetig evaluiert (überprüft) werden.

Zu beachten ist dabei, dass die kontinenzfördernden Maßnahmen bis zu einem sichtbaren Erfolg unterschiedlich lange durchgeführt werden müssen. Beim Blasen- oder Beckenbodentraining zeigen sich erste Trainingserfolge meistens nach einigen Wochen. Das Toilettentraining hingegen kann oft schon nach wenigen Tagen in seiner Wirksamkeit überprüft werden.

An der Evaluation, die z. B. innerhalb einer Fallbesprechung stattfinden kann, können teilnehmen:

- Die (Bezugs-)Pflegekraft
- Der Betroffene (sofern möglich) und ggf. seine Angehörigen
- Die Mitglieder anderer beteiligter Berufsgruppen (z. B. Mediziner, Physio- oder Ergotherapeuten)

Zur Analyse der Maßnahmen sollte überlegt werden, ob die Intervention zu einer Verbesserung der Situation geführt hat oder nicht. Zur Objektivierung der Ergebnisse sollten die Angaben der Pflegedokumentation sowie die Instrumente des Assessmentverfahrens (**s. Kap. 3**), z. B. das Miktionsprotokoll, genutzt werden. Auch die Kontinenzprofile spielen in dieser Phase eine wichtige Rolle, denn mit ihnen wird dargestellt, ob das angestrebte Profil erreicht oder erhalten werden konnte.

Zudem können in der Pflegeplanung Zielkriterien festgehalten werden, anhand derer eine Überprüfung der Zielerreichung stattfinden bzw. diese erleichtert werden kann. Für eine inkontinente Person, die den selbstständigen Umgang mit einem aufsaugenden Hilfsmittel lernen soll (Kontinenzprofil: unabhängig kompensierte Inkontinenz), könnten diese Zielkriterien z. B. lauten:

- Kennt unterschiedlich große Vorlagen und ist im Umgang damit geschult
- Weiß, wo die Vorlagen im Zimmer aufbewahrt werden
- Wählt diese gezielt aus (während des Tages die kleinen, während der Nacht die großen Produkte)
- Ist im Umgang mit den Vorlagen sicher

Hat sich die Situation für die inkontinente Person nicht verändert, muss gemeinsam überlegt werden, welche Ursachen zu Grunde liegen. Innerhalb der Situationsanalyse ist ein «kritischer Blick» empfehlenswert. Zu überlegen ist:

- Ob die Ist-Analyse vollständig und konkret genug war (vor allem im Aufnahmezeitraum kann es zu einer In-/Kontinenzsituation kommen, die u. U. nicht sofort zu erkennen war)
- Ob die inkontinente Person ausreichend informiert/beraten/geschult worden ist, um die Maßnahme umzusetzen
- Ob alle geplanten pflegerischen Maßnahmen kontinuierlich umgesetzt wurden oder ob es anhaltende Probleme bei der Umsetzung gegeben hat (z. B. personelle Unterbesetzung aufgrund einer «Erkrankungswelle»)
- Wie die inkontinente Person die Maßnahmen empfunden oder darauf reagiert hat
- Ob Selbsthilfepotentiale oder Einschränkungen des Betroffenen in ausreichendem Maße einbezogen wurden
- Ob Probleme auftraten, die eine Zielerreichung unmöglich machten (z. B. ein veränderter Gesundheitszustand des Betroffenen, spezielle Hilfsmittel verspätet oder gar nicht bestellt bzw. geliefert wurden)
- Ob das Ziel zwar noch nicht vollständig erreicht werden konnte, es jedoch erste positive Tendenzen gibt.

Auch vor dem Hintergrund zeitlicher und personeller Ressourcen muss entschieden werden, ob eine weitere Übungsperiode notwendig ist, ob die Maßnahmen modifiziert oder Alternativen angeboten werden.

Zu bedenken ist, dass es auch in der Kontinenzförderung natürliche Grenzen bei den Betroffenen durch die körperliche und geistige Leistungsfähigkeit geben kann. Dabei ist es jedoch möglich, dass inkontinente Personen und ihre Angehörigen, gerade in der häuslichen Pflege, kleine Fortschritte als sehr entlastend wahrnehmen. Dies kann sich z. B. in einem unterschiedlichem Kontinenzprofil während des Tages (wenn die Person durch ein Toilettentraining kontinent ist) und der Nacht (bei der eine Vorlagenversorgung notwendig ist) zeigen.

Fallbeispiel Evaluation

Herr O. wird mit einer Querschnittslähmung, in Folge einer Rückenmarksschädigung, bedingt durch einen Autounfall vor einigen Wochen, vom Krankenhaus in die Rehabilitationseinrichtung verlegt. Infolgedessen leidet er u. a. an einer Harninkontinenz. Es kommt zu unfreiwilligem Harnverlust ohne Dranggefühl (bei unkontrollierbaren Detrusorkontraktionen infolge der spinalen Reflexaktivität; früher als Reflexinkontinenz bezeichnet).

Bei Aufnahme in die rehabilitierende Einrichtung wird im Anamnesegespräch auch die Inkontinenz thematisiert. Herr O. ist es zwar unangenehm darüber zu sprechen, doch noch viel schlimmer empfindet er die Abhängigkeit von den Pflegenden. Aus diesem Grund möchte er in den nächsten Wochen seines Aufenthaltes lernen, sich selbstständig zu katheterisieren. Auch in der interdisziplinären Fallbesprechung kommen die Mitarbeiter zu dem Schluss, dass Herr O. das Potential besitzt, diese Methode zu erlernen.

Zum Zeitpunkt des Aufnahmegespräches wird in der Dokumentation das Kontinenzprofil «abhängig ereichte Kontinenz» vermerkt. Gemäß dem Wunsch des Patienten, wird das Ziel «unabhängig erreichte Kontinenz» in der Pflegeplanung festgehalten.

In den folgen drei Wochen erhält Herr O. Beratung und Schulung eines Kontinenzfachpflegers, der in der Einrichtung tätig ist. Er erklärt ihm u. a. die Technik des Katheterisierens, informiert ihn über Vor- und Nachteile dieser Methode und übt das Verfahren mit ihm ein.

Wie in der Dokumentation notiert, findet 4 Wochen nach Beratungs- und Schulungsbeginn eine Evaluation der Maßnahme statt. Der Kontinenzfachpfleger überzeugte sich anhand der Zielkriterien davon, dass Herr O. die Methode des selbstständigen Katheterisierens beherrscht und einen Wissenszuwachs darüber aufgebaut hat (z. B. wie er eine Harnwegsinfektion erkennen kann und was dann zu tun ist). Auch in der interdisziplinären Fallbesprechung berichten die Pflegenden, Therapeuten und Ärzte wie froh Herr O. ist, nun ein Stück seiner Selbstständigkeit wiedererlangt zu haben.

Zum Zeitpunkt der Evaluation wird in der Pflegedokumentation das Kontinenzprofil «unabhängig erreichte Kontinenz» vermerkt.

Literatur

DNQP: Expertenstandard Förderung der Harnkontinenz in der Pflege. Entwicklung – Konsentierung – Implementierung. Osnabrück, 2007.

Abbildungsverzeichnis

Abbildung 1-1: Zeittafel: Erstellung nationaler Expertenstandard «Förderung der Harnkontinenz in der Pflege». *Daniela Hayder*

Abbildung 2-1: Betroffenen fällt es schwer über Inkontinenz zu reden. *Stefan Kalscheid*

Abbildung 3-1: Der untere Harntrakt. In Anlehnung an: Courtesy of Pharmacia in: Newman, (2002) Treating and Managing Urinary Incontinence

Abbildung 3-2: Miktionsablauf. *In Anlehnung an: Courtesy of Pharmacia in: Newman, (2002) Treating and Managing Urinary Incontinence*

Abbildung 3-3: Dranginkontinenz. *Peter Nietsche*

Abbildung 3-4: Stress(Belastungs)Inkontinenz. *Peter Nietsche*

Abbildung 3-5: Chronische Harnretention. *Peter Nietsche*

Abbildung 3-6: Restharnbestimmung mit einem tragbaren Ultraschallgerät. *Verathon Medical*

Abbildung 3-7: Miktionsprotokoll zur Fremdeinschätzung. *Pfisterer et al., (2000)*

Abbildung 3-8: Miktionsprotokoll zur Selbsteinschätzung. *Hayder, (2007)*

Abbildung 3-9: Beispiel 1: Miktionsprotokoll zur Fremdeinschätzung.

Abbildung 3-10: Beispiel 2: Miktionsprotokoll Selbsteinschätzung.

Abbildung 3-11: Die Kontinenzprofile als Stufenmodell. *Margit Müller*

Abbildung 4-1: Beratung: Für die Beratung sollten alle Materialien bereitgelegt werden. *Universität Witten/Herdecke*

Abbildung 4-2: Die Schnippelgruppe: Erhaltung der Fingerfertigkeit dient der Kontinenzförderung. *Stefan Kalscheid*

Abbildung 4-3: Holzhaus: Motive aus früheren Zeiten können die Orientierung erleichtern. *Wolfgang Sirsch*

Abbildung 4-4: Weiße Toilette: Eine weiße Toilette vor weißem Hintergrund ist für demenziell erkrankte Personen u. U. nicht zu erkennen. *Daniela Hayder*

Abbildung 4-5: Verstellte Flure: Verstellte Flure können den Weg zur Toilette erschweren. *Daniela Hayder*

Abbildung 4-6: Biofeedbackgerät «Convita» mit Datenspeicherung zur Therapie der Harn- und/oder Stuhlinkontinenz. *Haynl-Elektronik GmbH*

Abbildung 4-7: «Convita+» Kombiniertes Elektrostimulationsgerät zur Therapie der Harn- und/oder Stuhlinkontinenz. *Haynl-Elektronik GmbH*

Abbildungsverzeichnis

Abbildung 4-8: Vaginalkonen Femcon. *medisign*

Abbildung 4-9: Beckenbodentraining 1. *Judith Krucker (2004)*

Abbildung 4-10: Beckenbodentraining 1. *Judith Krucker (2004)*

Abbildung 4-11: Beckenbodentraining 1. *Judith Krucker (2004)*

Abbildung 5-1: Würfelpessar. *Nach alter Vorlage*

Abbildung 5-2: Schalenpessar. *Quelle unbekannt*

Abbildung 5-3: Vaginaltampons in unterschiedlichen Größen. *Med. SSE-System, Fürth*

Abbildung 5-4: Platzierung des Vaginaltampons. *Med. SSE-System, Fürth*

Abbildung 5-5: Urinflasche für Männer mit faltbarem Auffangbeutel. *Sauer Continence Manfred Sauer GmbH*

Abbildung 5-6: Zum diskreten Transport wird der Auffangbeutel im Ansatzstück versteckt. *Sauer Continence Manfred Sauer GmbH*

Abbildung 5-7: Urinflasche für Frauen. *Elke Kuno*

Abbildung 5-8: Auslaufsichere Urinflasche für Männer und Frauen. *Sauer Continence Manfred Sauer GmbH*

Abbildung 5-9: Vergleich einer herkömmlichen Urinflasche mit der auslaufsicheren Urinflasche. *Sauer Continence Manfred Sauer GmbH*

Abbildung 5-10: Urinschiffchen für Frauen. *Foto E. Kuno*

Abbildung 5-11: Spezieller Beinbeutel mit großem Fassungsvermögen für Rollstuhlfahrer. *Sauer Continence Manfred Sauer GmbH*

Abbildung 5-12: Fixierhilfe für Beinbeutel, sog. «Einbeinhose». *Sauer Continence Manfred Sauer GmbH*

Abbildung 5-13: Oberschenkelfixierhilfe. *Sauer Continence Manfred Sauer GmbH*

Abbildung 5-14: Beinbeutel am Unterschenkel befestigt. *Sauer Continence Manfred Sauer GmbH*

Abbildung 5-15 (a-c): Unterschiedliche Ablasshähne eines Beinbeutels ermöglichen eine individuelle Auswahl. *Sauer Continence Manfred Sauer GmbH*

Abbildung 5-16a: Anatomisch geformte Vorlagen unterschiedlicher Größe und Saugstärke. *Paul Hartmann AG*

Abbildung 5-16b: Anatomisch geformte Vorlagen unterschiedlicher Größe und Saugstärke. *Firma SCA*

Abbildung 5-17: Inkontinenzeinlage speziell für Männer. *Firma SCA*

Abbildung 5-18: Fixierhilfe für Inkontinenzvorlagen aus Baumwolle. *Paul Hartmann AG*

Abbildung 5-19: Anatomisch geformte Vorlage mit hochelastischer Fixierhilfe. *Paul Hartmann AG*

Abbildung 5-20: Inkontinenz-Slip mit wieder verschließbaren Klebebändern, geöffnet. *Firma SCA*

Abbildung 5-21: Inkontinenz-Slip mit wieder verschließbaren Klebebändern, angelegt. *Paul Hartmann AG*

Abbildung 5-22: Einmal-Inkontinenz-Slip, sog. «Pull-up». *Paul Hartmann AG*

Abbildung 5-23: Atmungsaktive Einlage mit Hüftbund. *Firma SCA*

Abbildung 5-24: Kondom aus Latex. *Sauer Continence Manfred Sauer GmbH*

Abbildung 5-25: Kondom aus Silikon. *Sauer Continence Manfred Sauer GmbH*

Abbildung 5-26: Maßband zur Ermittlung der Kondomgröße. *Sauer Continence Manfred Sauer GmbH*

Abbildung 5-27: Doppelseitiges hydrokolloides Band zur Befestigung des Kondom. *Sauer Continence Manfred Sauer GmbH*

Abbildungen zum Kapitelbeginn: *Jürgen Georg*

Sachwortverzeichnis

A
Abhängigkeit 39
Anamnese 60
– Belastung/Leidensdruck 63
– Erscheinungsbild 60
– Hilfsmittel, eingesetzte 61
– Kognitionsbeeinflussung 62
– Medikation, aktuelle 61
– Problemdauer/Ursachen 60
– Risikofaktoren 62
– Stuhlgewohnheiten 61
– Therapie, erfolgte 61
– Therapieerwartungen 63
– Trinkverhalten 61
– Umgebungsfaktoren 62
Angehörige, pflegende 41
Assessment s. Einschätzung
Aufstehhilfen 87

B
Beckenboden 48
Beckenbodentraining 105
– Durchführung 106
– Technik, unterstützende 107
– Übungen 110
Bekleidungsberatung 87
Belastungsinkontinenz 55
Beratung 82
– Anschauungsmaterial 82
– Defizite/Stärken 83
– Empathie 84
– Gesprächsteilnehmer 82
– Kommunikation 83
– Umgang, sensibler 82
– Ziele 83
Bewegungstraining 86
Biofeedback 107
Blasendruckmessung 75
Blasenfunktion s. Harnblase
Blasenkatheter 128

– Harnröhrenverletzung 130
– Indikationen 129
– Infektionen 130
– Katherismus, intermittierender 131
– Verweilkatheter s. Blasenverweilkatheter
Blasentraining 89, 90
– Ausscheidungsplan 91
– Bestärkung, positive 89
– Fallbeispiel 92
– Schulung 91
Blasenverweilkatheter 100, 130, 134
– Dislokation/Inkrustation 136
– Infektionsprophylaxen 135
– Latexkatheter 136
– Lebensqualität, eingeschränkte 136
–, suprapubisch/transurethral 134
– Vollsilikonkatheter 136
– Wechselzeiten 136
Blasenverweilkatheter, liegender/
 Ableitungs-/Sammelsysteme 137
– Beinbeutel 138
– Infektionsprophylaxe 137
– Katheterventile 140
– Personen, immobile 137
– Personen, mobile 138
– Schlussfolgerungen 141

C
Credesche Technik 111

D
Definitionen 19
Detrusorüberaktivität 54
DNQP s. Expertenstandard
Doppel-/Dreifachmiktion 111
Dranginkontinenz 54
Druck-Fluss-Messung,
 kombinierte 75

E

Einfachkatheter 132
Einlagen, aufsaugende s. Hilfsmittel
Einschätzung 45
– Literatur 76
Einschätzung, differenzierte 58, 59
– Anamnese 59
– Ausschluss Harnwegsinfektion 63
– Miktionsprotokoll 65
– Restharnbestimmung 64
– Untersuchung, körperliche 63
– 24-Stunden-Vorlagengewichtstest 70
Einschätzung, initiale 58
Einschätzung, urodynamische 75
Ekel 39
Elektrostimulation 108
Entleerungsstörungen 53, 58
Epidemiologie 19
Ernährung 85, 162
Evaluation 165
– Fallbeispiel 167
– Literatur 167
Expertenstandard, nationaler 21
– Audit 22, 23
– Aufbau/Inhalte 23
– Erarbeitung 21
– Implementierung 23
– Konsensuskonferenz 22
– Literatur 29
– Literaturanalyse 23
– Management 28
– Präambel 23, 25
– Qualitätszirkel 28
– Standardaussage/Begründung 23, 25
– Standardtabelle/-ebenen 23, 26
– Umsetzung 27

F

Flüssigkeitszufuhr 85, 162
Fremdkatherismus, intermittierender 131

G

Gehhilfen 87
Gewichtsreduktion 85

H

Harnblase 47
Harndranginkontinenz 54
Harnflussmessung 75
Harninkontinenz 11
– Definition 46
– Einschätzung 45
– Formen/Ursachen 50, 52, 53
– Hautpflege 159
– Hilfsmittel 119
– Kategorisierung 50
– Leben, geprägtes 35
– Maßnahmen 81
– Symptome 53
Harnretention, chronische 56
Harnröhre 48
Harnröhren-Druckmessung 75, 76
Harntrakt, unterer 47
Harnwegsinfektion/Ausschluss 63
Hautanalyse 160
Hautpflege/-schutz 159, 161
– Hilfsmittel, aufsaugende 161
– Literatur 162
– Maßnahmen, allgemeine 162
– Maßnahmen/Prävention 160
– Präparate, fettende 161
– Rückfettung 161
Hautreinigung 160
Hautschäden 159
Hilfsmittel 119
– Auswahl 120
– Beratung 119
– Finanzierung 153
– Grundlagen, sozialrechtliche 153
–, intravaginale 122
– Katheter 128, 134
– Kriterien, personenbezogene 121
– Literatur 154
– Qualitätskriterien 120
– Toilettenhilfen, mobile 124
Hilfsmittel, ableitende Systeme 148
– Kondomurinal 148
– Urinableiter, externe 152
– Verweilkatheter s. Blasenverweilkatheter
Hilfsmittel, aufsaugende 142, 161
– Eigenschaften 144
– Einlagen/Vorlagen 143
– Einlagen/Vorlagen mit Fixierhilfe 145
– Inkontinenz-Slip 146
–, körperferne 143
–, körpernahe 143

I

Inkontinenz s. Harninkontinenz
Inkontinenz, extraurethrale 57
Inkontinenz, funktionelle 51
Inkontinenz, unkategorisierbare 58
Intimsphäre 35, 37, 40

K

Kassenleistungen 153
Katheterismus s. Blasenkatheter
Kegelübungen 105
Kognition, eingeschränkte 52
Kondomurinal 148
– Anlegetechnik 150
– Nachteile/Vorteile 149
Kontinenz 11, 35
– Definition 46
Kontinenzförderung 21, 81, 119
Kontinenzprofile 70
– Stufenmodell 72
– Zeitraum 73
Krankenunterlagen 142

M

Maßnahmen 81
–, allgemeine 85
– Literatur 113
–, spezielle 89
Medikamente 111
Mischinkontinenz 56
Miktionsablauf 48
Miktionsprotokoll 65
– Fremdeinschätzung 66, 67
– Selbsteinschätzung 67, 69
Mobilität 51
–, eingeschränkte 51
– Erhaltung/-förderung 86

P

Personen, inkontinente 37
– Aktivitäten, soziale 38
– Flüssigkeitsaufnahme, reduzierte 38
– Gefühle 35, 39
– Irrtum/Versuch 38
– Literatur 42
– Strategien, praktische 38
– Toilettengang, ständiger 38
– Umschreiben/Verschweigen 37
– Uringeruch 38
Pessare 123
Pflegebeziehung 40
Pflegekompetenz 21
Prävention 84

R

Restharnbestimmung 64
Risikofaktoren 18, 50
– Beckenboden/Fehlbeanspruchung 20
– Demenz 19
– Erkrankungen 19
– Geschehen, multifaktorielles 20
– geschlechtsspezifische 19
– geschlechtsunabhängige 19
– Harnwegsinfekte 20
– Lebensalter 19
– Leistungsfähigkeit, geistig/körperlich abnehmende 19
– Medikamente 20
– Obstipation 20

S

Sauberkeitserziehung 36
Schamangst 36
Schamgefühl 18, 35, 40
Schuld 39
Sehhilfen 87
Selbstachtung 37
Selbstakzeptanz 39
Selbstkatheterismus, intermittierender 131
–, aseptisch/steril 132
– Durchführung 133
– Materialien 132
Speicherstörungen 53, 58
Standards s. Expertenstandards
Statistik 19
Steckbecken 124
Stressinkontinenz 55
Symptome 53

T

Tabuisierung 18, 35, 41, 82
Toilettenraumgestaltung 87, 88
Toilettenstühle 125
Toilettentagebuch s. Miktionsprotokoll
Toilettentraining 89, 94
– Altenhilfe, stationäre 105
– Entleerungszeiten, individuelle 101
– Fallbeispiel 98
– Grenzen/Möglichkeiten 103
– Krankenhaus 105
– Pflege, ambulante 104
– Stimuli, förderliche/hemmende 95
– Toilettengang, angebotener 96
– Toilettenzeiten, festgelegte 97
– Voraussetzungen 95
Triggermethoden 111
Trinkverhalten 85

U

Übergewicht 85
Überlaufblase 56

Umgang, respektvoller 39
Umgebungseinflüsse/-faktoren 52
– Beratung 87
Untersuchung, körperliche 63
Untersuchung, videourodynamische 76
Urethradruckmessung 75, 76
Urinflaschen 125
Urinkollektoren 152
Urinschiffchen 128
Uroflowmetrie 75

V

Vaginalkonen 109
Vaginaltampons 123
Valsalva-Methode 111
Veränderungen, funktionelle 51
Verhaltensänderung s. Blasen- u. Toilettentraining
Verletzlichkeit 39
Vorlagen, aufsaugende s. Hilfsmittel
Vorlagengewichtstest 70, 144

Z

Zystomanometrie 75